Mosaik

PSYCHOSOMATISCHER RATGEBER

Verdauungsstörungen

Herausgegeben von Dr. Günther Lippler

Text: Dr. Harald Kinadeter, Wolfgang Möhring und Thomas Poppe

Mosaik Verlag

Illustrationen von Gisela Gronych

Der Mosaik Verlag ist ein Unternehmen
der Verlagsgruppe Bertelsmann

Einbandgestaltung: Studio Schübel
Satz: Filmsatz Schröter GmbH, München
Druck und Bindung: Alcione, Italien
ISBN 3-570-03513-1 · Printed in Italy

INHALT

ZUR REIHE

Hervorragende Ärzte verhindern Krankheiten.
Mittelmäßige Ärzte behandeln noch nicht ausgebrochene Krankheiten.
Unbedeutende Ärzte kümmern sich um bestehende Krankheiten.
(Chinesisches Sprichwort, 2000 v. Chr.)

Manchmal erinnern mich medizinische Ratgeber an ausgefeilte Plädoyers vor einem unsichtbaren Gericht: »Schulmedizinisch« orientierte Autoren reiten offen oder versteckt Attacken gegen die »unwissenschaftliche« Naturheilkunde und Homöopathie, Vertreter »progressiver« oder »althergebrachter« Heilweisen verteidigen sich gegen die ebenso oft gerechtfertigten wie unbegründeten Angriffe der orthodoxen Medizin; und beide Richtungen sehen herab oder bekämpfen gar neue oder wiederentdeckte Erkenntnisse der Psychosomatik, einer Wissenschaft, die die Einheit und gegenseitige Beeinflussung von Psyche und Körper studiert und deren Grundgedanke bis in die Antike zurückreicht.

Die Bücher der Reihe »Der Arzt in dir« wollen bewußt anders sein. Hier sind Sie angesprochen, lieber Leser und liebe Leserin. Nicht in erster Linie als »Patient«, als Ansammlung verschiedener Zellverbände, »Organe« genannt, von denen hin und wieder oder gar dauernd eines oder mehrere nicht »funktionieren«: eben nicht als »Maschine«, als die uns die Medizin heutzutage manchmal betrachtet. Auch nicht als willenloser Sklave Ihrer Gefühls- und Denkmuster, die von der Psychosomatik in vieler Hinsicht als krankmachend identifiziert wurden. Hier sind Sie als Mensch angesprochen.

Die Tatsache, daß Sie sich dieses Buch gekauft haben, ist Beweis dafür, daß Sie zu der ständig wachsenden Gruppe von Menschen gehören, die bereit sind, für ihre Gesundheit und damit für ihr Leben Verantwortung zu übernehmen. Und dabei können Ihnen die einzelnen Bände dieser Reihe in vielfältiger Weise Hilfestellung leisten: nicht als autoritärer »Ratgeber«, sondern als freundschaftlicher Begleiter auf einem Weg, den Sie sich selbst gewählt haben.

Noch ein Wort zur »Psychosomatik«: Die Psychosomatik ist als Reaktion auf die Erkenntnis entstanden, daß Kranksein nicht nur ein körperlicher, sondern auch ein psychischer Prozeß ist. Krankheiten werden fast immer im geistig-seelischen Bereich »vorbereitet«: psychische Fehlhaltungen schaffen die »Bereitschaft« zu erkranken, bereiten den krankmachenden Erregern den Boden. Kranksein ist also fast nie »Zufall«, sondern eine Art Ernte für Dinge, die teils mit unserer Lebensgeschichte, teils mit unserer Lebensgegenwart, mit der Art, wie wir unser Leben führen, zusammenhängen bzw. aus ihr resultieren.

Die Autoren und ich selbst, wir sind uns völlig im klaren darüber, daß die Erkenntnis, Krankheit sei kein Unglück, das uns aus »heiterem Himmel« überfällt, sondern fast immer die Ernte dessen, was wir – bewußt oder unbewußt – gesät haben –, daß diese Erkenntnis den meisten Menschen sehr schwerfällt. Aber bitte nehmen Sie diesen Hinweis an: Diese Erkenntnis ist es, die Heilung bringt, so schmerzhaft sie auch sein mag!

Lassen Sie mich eine kleine Provokation aussprechen: Kein Arzt der Welt kann einen Menschen heilen! Er kann nur dem Patienten helfen, die richtige, positive Haltung dem Leben gegenüber zu entwickeln – eine Haltung, die dafür sorgt, daß Krankheiten gar nicht erst entstehen können. Dazu muß er sie natürlich selbst besitzen. Oder wenn es doch einmal dazu kommt, Krankheit als das zu betrachten, was sie *auch* ist: als eine Herausforderung an den Menschen, sich mit dem Ungleichgewicht zu befassen, in dem er sich befindet, und diesem Ungleichgewicht auf den Grund zu gehen, ganz gleich, ob er die Wurzeln in einer nachlässigen, falschen Ernährung oder in seinem Herzen findet.

Die psychosomatischen Ratgeber wollen Ihnen dabei helfen, dieser Herausforderung zu begegnen.

Dr. med. Günther Lippler

VORWORT DER AUTOREN

Unsere Vorfahren wußten es besser. Ihre heilkundigen Frauen, Priesterärzte, Schamanen und Medizinmänner handelten und heilten nach der Erkenntnis, daß wir Menschen keine Maschinen sind. Daß wir mehr sind als ein schlecht und recht aufeinander eingespieltes System von Knochen, Nerven, Muskeln und Organen, zusammengehalten von »zufällig« entstandenen Naturgesetzen.

Selbstverständlich bildet unsere Körperchemie und -physik einen wichtigen Bestandteil unseres Seins in dieser Welt. Man könnte deshalb den Körper mit einem verläßlichen und robusten Fahrzeug vergleichen, das einer gewissen Pflege bedarf, um seine volle bzw. altersentsprechende Leistung bringen zu können, das regelmäßig »Benzin« in Form von Sauerstoff und gesunder Nahrung braucht. Das vorherrschende naturwissenschaftliche Weltbild nun hat uns fast vergessen lassen, daß unser Vehikel einen »Fahrzeuglenker« besitzt: unser Denken, unsere Gefühle, unseren Geist.

Unsere Psyche ist es, die über das Schicksal unseres Körpers entscheidet, die seine Gesundheit, seine Leistungsfähigkeit und seine Freude am Leben mitbestimmt.

Die heutige Medizin befindet sich in der Position einer Autowerkstatt, die sich mit dem Zustand des Fahrzeugs zu befassen hat. Dafür sind ihre Mechaniker – um einen harten, aber durchaus gerechtfertigten Ausdruck für Ärzte zu gebrauchen – ausgebildet worden, denn das »mechanistische« Erklärungsmodell für menschliche Krankheiten wirkt bis heute nach. Die Werkstatt hat keinerlei Interesse daran, zu fragen, warum das eine oder andere Fahrzeug immer wieder bei ihr landet oder gar als »nicht mehr vollständig reparierbar« eingestuft wird. Außerhalb der Werkstatt, der Arztpraxis, hört ihr Interesse auf.

Viele Gründe lassen sich für diesen eigentlich untragbaren Zustand nennen, der von dem renommierten Psychosomatiker Hubert Scharl sogar als »chronischer Kunstfehler« bezeichnet worden ist. Unsere Absicht ist es jedoch nicht, mit diesem Buch eine heroische Attacke auf die heutige Medizin zu reiten. Das tun andere schon zur Genüge, und wir können ihren Argumenten kaum etwas hinzufügen.

Unser Ziel ist ein anderes: Wir wollen ein Gespräch mit dem Fahrzeuglenker führen, wir wollen ihm Hilfestellung dabei leisten, den Gang zur Werkstatt zu vermeiden, denn unser Körper ist, was seine »Wartungs- und Reparaturbedürftigkeit« betrifft, ein wahres Wunderwerk. Über Jahre und Jahrzehnte hinweg verzeiht er eine Vielzahl von Fehlern: falsche Ernährung, Bewegungsmangel, Alkohol- und Nikotinmißbrauch, Streß und vieles mehr.

Wir wenden uns an Sie, lieber Leser und liebe Leserin, als ein Ganzes, als ein Wesen, das Körper, Geist und Seele besitzt. Elemente, die sich gegenseitig durchdringen und beeinflussen. Sie werden sehr wahrscheinlich überrascht sein über die bunte Vielfalt von Hinweisen und Ratschlägen, die für Sie vielleicht auf den ersten Blick gar nichts mit Kranksein und Gesundwerden zu tun haben. Sie werden Ratschläge für eine gesunde Ernährung, humorvolle Anekdoten, Entspannungstechniken, Imaginationsübungen und kurze Exkurse zu so »therapiefremden« Dingen wie Freundschaft, Aufmerksamkeit und Lebensstil finden.

Wir haben das Beste zusammengetragen, was Schulmedizin, Psychosomatik, Naturheilkunde und vor allem der gesunde Menschenverstand zum Thema des Buches, zu Ihren Verdauungsstörungen, zu sagen haben.

Um ein guter Fahrer zu werden, ein erfahrener und wohlwollender »Chef« Ihres Körpers, müssen Sie zuerst wissen, wie Ihr Fahrzeug funktioniert, welche Grenzen der Belastbarkeit es besitzt, unter welchen Bedingungen es seine volle Leistungsfähigkeit an den Tag legt. Dann müssen Sie sich selbst besser kennenlernen, sich beobachten, in welcher Weise und warum Sie ihr Fahrzeug, ihren Körper immer wieder zu sehr belasten, so daß eine Fahrt oder gar ein »Abgeschlepptwerden« in die Werkstatt wahrscheinlich wird.

Wir sind uns im klaren darüber, daß wir mit diesem Buch eigentlich etwas sehr Schwieriges, vielleicht sogar Unmögliches versuchen. Wir wollen Ihnen eine Lösung für Probleme anbieten, für die Sie augenscheinlich schon eine »Lösung« gefunden haben: nämlich Ihre Krankheit! Die Selbsterkenntnis, die ein Fahrer braucht, um zu realisieren, daß er selbst es ist, der die Verantwortung für den Defekt an seinem Fahrzeug trägt, ist oft sehr schmerzhaft. Es ist halt viel einfacher, bei einer Krankheit die Bakterien, die Sachzwänge, den »Streß«, den Zufall dafür verantwortlich zu machen, daß es so kommen mußte. Oft ist der Ausbruch einer Krankheit auch eine Art Flucht vor der Selbsterkenntnis, vor dem kühlen, objektiven Blick in den Spiegel, der die eigentliche Ursache der meisten Krankheiten enthüllen würde: unsere Psyche, unsere Haltung dem Leben gegenüber, wir selbst.

»Psychosomatischer Ratgeber« haben wir dieses Buch genannt. Was ist eigentlich Psychosomatik? Seit den fünfziger Jahren kennen wir diesen

Begriff durch die Arbeiten der Forscher Viktor von Weizsäcker, Jakob Johann von Uexküll und Arthur Jores. Vor allem Arthur Jores lehrte: Psychosomatik ist der »psychologische Zugang zur Krankheit«, zu den Sinnzusammenhängen, in denen die Krankheit auftritt. Sein Ansatz basiert auf der Erkenntnis, daß körperliches Krankheitsgeschehen fast immer im geistigen Bereich vorbereitet wird: mentale Fehlhaltungen, destruktive Denkgewohnheiten und Gefühlsmuster verändern die Organfunktion und schaffen damit die Bereitschaft zu erkranken und bereiten krankmachenden Erregern den idealen »Nährboden«. Krankheit wird prinzipiell nicht als »Zufall« gesehen, sondern als ein Ereignis, das mit der inneren Lebensgeschichte und mit der Verarbeitung von kindlichen Erfahrungen und Erlebnissen des Patienten zusammenhängt. Die Krankheit ist also eine direkte Folge geistigen Geschehens, das sich in krankmachenden Verhaltensweisen, in einem falschen Umgang mit dem »Fahrzeug« Körper niederschlägt, wobei dieser Zusammenhang meist unbewußt bleibt.

Die Psychosomatik ist so etwas wie eine Rückbesinnung auf verlorengegangenes Wissen, ein Versuch, der Medizin aus ihrer Misere, in die sie das »wissenschaftlich-mechanistische« Weltbild gebracht hat, herauszuhelfen. Dieser rechtschaffene Versuch hat nur einen Haken: Ein Versäumnis zu erkennen, ist eine Sache, die nötigen Instrumente zu seiner Behebung zu entwickeln, eine andere. Das Therapieangebot der Psychosomatik erschöpft sich heute noch in Methoden, die größtenteils der modernen Psychotherapie entlehnt sind: Gesprächstherapie, Psychoanalyse, Autogenes Training etc.

Wir stehen diesen Methoden insofern kritisch gegenüber, als ihnen allen ein Faktor gemeinsam ist: Es fehlt die Hilfestellung bei der Beantwortung der Frage »Welchen Sinn hat mein Leben?« Wie wichtig diese Frage ist, das beschreibt der amerikanische Psychotherapeut und Gehirnforscher Arthur Deikman in seinem Buch »Therapie und Erleuchtung«:

»Die Menschen brauchen einen Sinn im Leben. Haben sie ihn nicht, leiden sie an Langeweile, Depression und Verzweiflung. In zunehmendem Maß werden die Psychotherapeuten gefordert, mit diesen Symptomen fertig zu werden ... Die Religion, die früher für eine Sinngebung sorgte, ist durch eine wissenschaftliche Weltsicht abgelöst worden, in der die Vorstellung des Lebenssinns nicht vorkommt. ›Was ist der Zweck unserer menschlichen Existenz?‹ und ›Warum bin ich da?‹ sind Fragen, die von den meisten Wissenschaftlern und Ärzten als außerhalb des wissenschaftlichen Rahmens liegend oder als falsch bezeichnet werden, weil sie davon ausgehen, daß die Gattung Mensch durch Zufall in einem vom Zufall regierten Universum entstanden ist ...

Die westliche Psychotherapie tut sich schwer, dem Bedürfnis des Menschen nach einem Lebenssinn zu begegnen, denn sie versucht, klinische Erscheinungen innerhalb eines Systems zu behandeln, das auf wissenschaftlichem Materialismus beruht und in dem Sinn und Absicht nicht existieren. Als Folge davon interpretiert die westliche Psychotherapie die Sinnsuche als eine Folge von kindlichen Abhängigkeitswünschen und Ängsten vor Hilflosigkeit und bestenfalls als eine genetische Disposition zur intellektuellen Kontrolle, die von der natürlichen Auslese wegen ihres Wertes für das Überleben bewahrt und verstärkt wurde ...

Immer mehr Menschen finden in den auf Erwerb ausgerichteten Lebenszielen nicht mehr genug Bedeutung und können in dem planlosen Universum des wissenschaftlichen Empirismus keinen Sinn erkennen.«

Und Sinnlosigkeit macht sowohl seelisch als auch körperlich krank. Ein Patientenratgeber, der das Geld auch wert ist, das Sie für ihn ausgeben, sollte Sie deshalb anregen und ermutigen, sich mit diesen existentiellen Fragen zu befassen. Er sollte Ihnen auch »unerwartete« und unorthodoxe Methoden zum Gesundwerden bieten.

Dies ist also kein »psychosomatischer« Ratgeber im streng wissenschaftlichen Sinne, sondern ein reichhaltiges Angebot von Heilmitteln für Körper, Geist und Seele, aus dem Sie sich je nach Notwendigkeit und Belieben bedienen sollen. Lassen Sie sich zu einer kleinen Abenteuerreise in die versteckten, unausgeleuchteten Winkel Ihres Bewußtseins verführen, denn ein altes persisches Sprichwort sagt: »Die Krankheit kommt aus dir, und du merkst es nicht. Die Medizin ist in dir, und du achtest nicht darauf.«

Wir wollen Ihnen dabei etwas von der Freude vermitteln, die eine, wenn auch manchmal schmerzhafte Detektivarbeit in den Kellern und dunklen Winkeln Ihres Geistes bereiten kann – und welchen Nutzen, welche Wohltat für Ihre körperliche Gesundheit eine solche Arbeit mit sich bringt. Wir wollen Ihnen Mut machen, einen Weg zu beschreiten, der sicherlich nicht bequem ist, der Ihnen ein wenig Selbstdisziplin abverlangen wird und der ohne das wirksamste aller Heilmittel – Humor – nicht möglich ist, aber an dessen Ende ein großer Lohn wartet: ein reicheres Leben. Überleben ist, zumindest für die meisten in unserem »reichen« Land, nicht schwer, sinnvoll leben aber eine Kunst, die an keiner Schule gelehrt wird.

Dr. med. Harald Kinadeter
Wolfgang Möhring
Thomas Poppe

DIAGNOSE HILFEN

Grundwissen
Das gesunde Verdauungssystem
Der Weg der Nahrung durch unseren Körper
Verdauungsstörungen: Symptome und Ursachen

Psychosomatik
Wissenschaftliche Grundlagen
Sind Sie eine Risikopersönlichkeit?

Checklisten
Diagnostischer Wegweiser
Psychosomatischer Steckbrief

GRUNDWISSEN

Das gesunde Verdauungssystem

Zwischen unserem Verdauungssystem und unserer Haltung dem Leben gegenüber besteht eine Vielfalt von Wechselbeziehungen. Besonders bei Streß, Sorgen und Problemen, die wir uns täglich aufhalsen, zählt die Verdauung zu den ersten Organsystemen im Körper, die darauf mit verschiedenen Beschwerden reagieren: in ihrem Fall mit Verstopfung, Sodbrennen oder Durchfall. Wie bei einem Baum die Säfte von den Wurzeln bis ins letzte Blatt in luftiger Höhe strömen, so fließen die Nährstoffe vom Verdauungsapparat bis in die entferntesten Körperzellen. Ob jede Zelle auch bekommt, was sie braucht, hängt sowohl von der Qualität der Nahrung als auch von der Qualität unseres Verdauungssystems ab.

Für die meisten von uns ist dieser Zusammenhang einleuchtend. Weniger klar ist uns aber, daß wir noch eine zweite, ebenso wichtige Nahrungsform berücksichtigen müssen, deren Qualität unsere körperliche Gesundheit viel stärker beeinflußt, als uns das die herkömmliche Medizin oft glauben machen möchte: auch Eindrücke, Erlebnisse und Erfahrungen müssen verarbeitet werden, wollen »verdaut« sein. Vieles liegt uns »schwer im Magen«, macht uns »sauer«, läßt uns die »Galle überlaufen«. Das gesündeste Verdauungssystem muß Schäden davontragen, wenn wir nicht lernen, »geistige Nahrung« in der richtigen Weise zu verdauen, wenn wir nicht lernen, Körper und Geist als untrennbare Einheit zu erkennen.

Im Bereich der Verdauung gibt es keine harmlosen Beschwerden. Besonders regelmäßig wiederkehrende Störungen sind deutliche Signale dafür, daß entweder ein dauernder Mangel an lebensnotwendigen Nährstoffen besteht oder ein Zuviel an bestimmten Giftstoffen herrscht, die der Körper nicht mehr ohne Schwierigkeiten verarbeiten kann. Möglicherweise liegt sogar bereits eine Krankheit vor. Wenn Sie sich nicht damit zufriedengeben wollen, nur die Symptome – etwa mit Hilfe von Abführmitteln – zu beseitigen, sondern auch Interesse an den tatsächlichen Ursachen und deren erfolgreicher Bekämpfung haben, dann werden Sie in diesem Buch das richtige Werkzeug für eine solche Detektivarbeit finden.

Einige Funktionen unseres Körpers sind in unserer »zivilisierten« Gesellschaft mit einem Tabu belegt, so auch unsere Verdauungsfunktionen und besonders die Toilettengewohnheiten. Wir haben sie, soweit es nötig war, dennoch zur Sprache gebracht. Sie ignorieren und als »schmutzig« abqualifizieren, hieße, den wichtigen Zusammenhängen zwischen unserer Psyche und unserem Körper nicht ernsthaft nachgehen zu wollen. Falsche Scham war noch nie ein guter Ratgeber, wenn es darum ging, Probleme an der Wurzel zu packen.

Nahrungsverwertung

»Nicht das, was wir essen, sondern was wir verdauen, kommt uns zugute«, so der deutsche Arzt Christoph Wilhelm Hufeland im Jahre 1797. Diese Verwertungsarbeit will geleistet sein: Bei einem erwachsenen Menschen wartet ein bis zu neun Meter langer, kompliziert und sinnvoll eingeteilter Kanal auf die Nahrung, die wir zu uns nehmen – unser Verdauungsapparat. Er umfaßt Mundhöhle, Rachen, Speiseröhre; Magen, Dünn- und Dickdarm.

Der »Reisegesellschaft« Nahrung, bestehend aus Eiweiß (Proteine), Kohlehydraten und Fetten sowie Vitaminen, Wasser und Mineralstoffen, steht ein abenteuerlicher Weg bevor: Vom ersten Moment an, mit den Enzymen des Mundspeichels, beginnt unser Körper damit, die Nahrung in ihre verwertbaren Bestandteile zu zerlegen und sich diese nutzbar zu machen.

Die Eiweiße verwandeln sich in Aminosäuren, die Kohlehydrate in die verschiedenen Zucker Glukose, Galaktose und Fruktose, die Fette in Fettsäuren und Monoglyceride, die über die Darmschleimhäute ins Blut gelangen. Einzelne Nahrungsbestandteile, etwa das pflanzliche Kohlehydrat Zellulose, überstehen den »Angriff« unserer Verdauungsorgane unbeschadet und werden mit dem Stuhl wieder ausgeschieden.

Eine große Vielfalt chemischer Reaktionen ist nötig, um die Aufschlüsselung der Nahrung in Verwertbares und Unbrauchbares zu leisten. Entscheidenden Anteil an dieser Arbeit haben die Verdauungsfermente (Enzyme): Sie bringen die Reaktionen in Gang und unterhalten sie, ohne selbst im Endprodukt enthalten zu sein. Alle Fermente sind spezifisch wirksam, jedes »kümmert« sich nur um bestimmte Nahrungsstoffe: Je nachdem, ob sie Proteine, Fette oder Kohlehydrate spalten, werden sie Proteasen, Lipasen oder Carbohydrasen genannt. Bestimmte Abbauphasen sind wiederum bestimmten Fermenten zugeordnet: So leitet ein Ferment den Umbau von Proteinen zu Peptiden, während ein anderes den Umbau von Peptiden zu Aminosäuren übernimmt.

Voraussetzung für einen ungestörten Ablauf des »Angriffs« der Fermente auf die Nahrungsbestandteile ist eine gute Durchmischung der

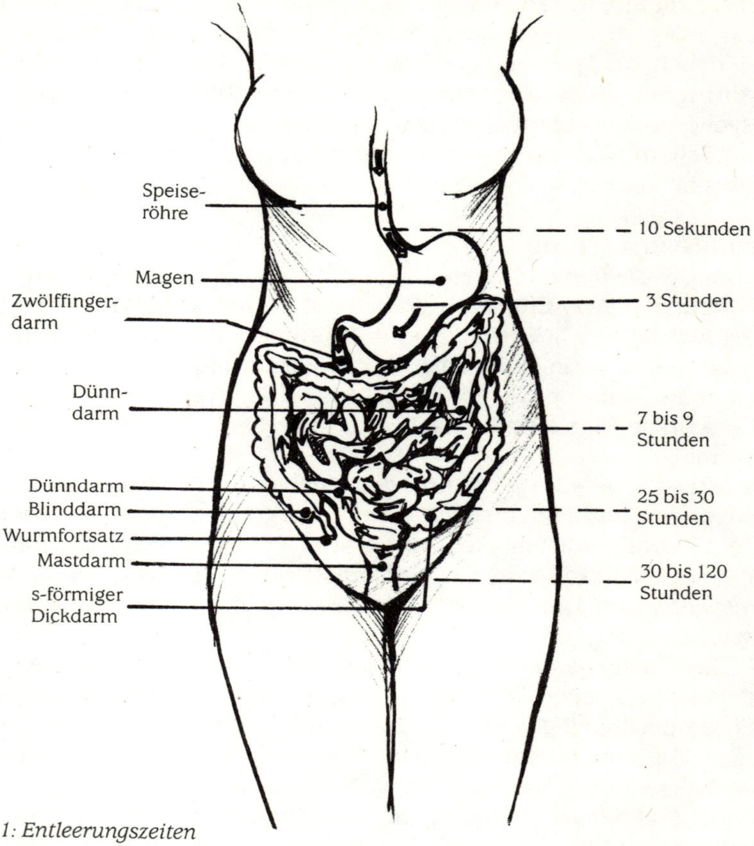

Abb. 1: Entleerungszeiten

Nahrung mit Speichel-, Magen- und Darmsaft. Eine Störung der motorischen Bewegung unseres Magen-Darm-Traktes behindert den geordneten Ablauf der chemischen Spaltprozesse. Wie wir noch sehen werden, beeinflußt die Zusammensetzung des Nahrungsbreis diese Motorik: Sind die Inhaltsstoffe unausgewogen, kann das die Motorik stören, was dann wiederum zu einer schlechten Durchmischung führt und auch die Verweildauer unserer Nahrung in den einzelnen Magen-Darm-Abschnitten beeinflußt *(Abb. 1)*.

Stichwort Stoffwechsel

Aus den zugeführten Nahrungsbausteinen wird Energie gewonnen, die als Wärme, als mechanische Arbeit (Muskeltätigkeit) oder bei der Produktion körpereigener Stoffe bzw. bestimmter Wirkstoffe (etwa zur Stoffwechsel-Ankurbelung) gebraucht wird.

Einige Bausteine kann unser Körper auch mit Hilfe dieser Energie nicht selbst herstellen. Er ist auf deren ständige Zufuhr von außen angewiesen. In diese Gruppe gehören beispielsweise essentielle (»wesentliche«) Aminosäuren, bestimmte Vitamine, Mineralstoffe und Fettsäuren.

Nicht alle »stoffwechselfähigen« Inhaltsstoffe unserer Nahrung werden verbrannt (= in Energie verwandelt). Ein kleiner Überschuß wird sozusagen als Reserve in Form von Glykogen in Muskeln und Leber gespeichert. Erst wenn diese Depots gefüllt sind, speichern wir weitere Überschüsse durch ein Zuviel an Nahrung in Form von Fett. Nicht nur die übermäßige Zufuhr von zu fetter Nahrung führt übrigens zu Fettablagerungen, sondern auch ein Überschuß an Kohlehydraten. Denken Sie etwa an das kohlehydratreiche Mastfutter unserer Gänse und Hühner.

Die Speicheldrüsen des Mundraums, Milliarden von Schleimhautdrüsen in Magen und Darm, Leber, Gallenblase und Bauchspeicheldrüse schaffen im harmonischen Zusammenspiel mit der Steuerungszentrale unseres Nervensystems die Voraussetzungen für den Verdauungsprozeß. Der chemischen, bakteriellen und mechanischen Aufschlüsselung der Nahrung zur Aufnahme durch den Darm folgt der Umbau dieser Bausteine im Blut. Schaltzentrale für diesen Prozeß ist unsere Leber: Dort hergestellte Stoffwechselprodukte helfen beim Transport zu den geschätzten 30 Milliarden Körperzellen. Unverwertete Abfallprodukte werden einfach mit alten und verbrauchten Zellen der Darmschleimhaut vermengt und ausgeschieden.

Grundsätzlich läßt sich unser Stoffwechsel in zwei verschiedene Prozesse einteilen:

▷ den *Energiestoffwechsel* – zur Produktion von Wärme, mechanischer Arbeit und bei Transportprozessen (etwa bei der Aufnahme von Nahrungsabbauprodukten über die Darmschleimhaut). Hier verbrennt unsere Nahrung mit Hilfe des über die Lungen aufgenommenen Sauerstoffs zu Wasser plus Kohlendioxid plus »Energie«. Überschüssiges Wasser wird mit dem Harn (zu einem geringen Prozentsatz auch über Haut und Lunge), Kohlendioxid mit der Atemluft abgegeben.

▷ den *Baustoffwechsel* – zur Herstellung körpereigener Stoffe, von Hormonen, Abwehrstoffen und Enzymen. Enzyme sind übrigens nicht nur an der Verdauung beteiligt. Sie wirken als Initiatoren und Beschleuniger sämtlicher chemischer Reaktionen, die in unseren Körperzellen ablaufen, etwa bei der Herstellung von Eiweißbausteinen.

Während unseres ganzen Lebens befindet sich unsere Körperchemie in einem rhythmisch-dynamischen Gleichgewicht: Überalterte Zellen und Stoffe werden abgebaut, neue aufgebaut. Man nennt dies auch das »Fließgleichgewicht der aufbauenden und abbauenden Prozesse«. Mit zunehmendem Alter verschiebt sich dieses Gleichgewicht in Richtung »Abbau«.

Hinter dem Stoffwechselprozeß steht ein ständiges Streben nach Gleichgewicht, das jedoch nie erreicht wird. Dieses stete Pendeln um einen gedachten Mittelpunkt, diese Bewegung macht unsere Gesundheit aus, sie ist lebensnotwendig. Gerät irgendeine Funktion unseres Körpers aus dem Gleichgewicht oder sind die Pendelausschläge um diesen Mittelpunkt zu extrem, ist Krankheit die kurz- oder langfristige Folge. Dieser Grundsatz gilt für Körper *und* Geist.

Wir können unseren Stoffwechsel also als einen Energie-Umwandlungsprozeß bezeichnen. Die chemische Energie der Nahrungsstoffe wird in mechanische Energie, etwa am Muskel, umgesetzt und an der Nervenzelle in elektrische Energie umgewandelt. Der Sauerstoff hilft, die energiereiche Nahrung in energiearme Verbindungen abzubauen – in Harnstoff, Kohlendioxid und Wasser. »Verbrennen« nennt man diesen Prozeß deshalb, weil bei der Umwandlung Wärme entsteht. (Nur bei einer Temperatur von etwa 37°C können alle beteiligten Reaktionen optimal ablaufen.) Daher auch der Name *Kalorie* (von lat. calor = Wärme) für den Energiewert (»Brennwert«) von Nahrungsmitteln. Eine Kilokalorie (1000 Kalorien) ist diejenige Wärmemenge, die nötig ist, um einen Liter Wasser um 1 °C zu erwärmen. Die international gültige Einheit ist inzwischen auch bei uns Joule (4,2 Joule = eine Kilokalorie).

Bestandteile unserer Nahrung

Etwa 90 bis 95 Prozent unserer mitteleuropäischen Kost kann sich der Körper nutzbar und zu eigen machen. Folgende Hauptbestandteile enthält unsere westliche »Mischkost« im wesentlichen:

▷ *Kohlehydrate* – den Hauptteil unter den Kohlehydraten macht die Stärke, ein sogenanntes Polysaccharid (»Vielfachzucker«), aus. Die Kohlehydrate gehören zur »leichten Truppe«: Je weniger die Zucker miteinander verbunden sind, je einfacher sie gebaut sind, desto schneller können sie aufgenommen werden. (Traubenzucker wirkt bereits über die Mundschleimhaut als sogenannte Sofortenergie.) Zahlreiche körpereigene Substanzen sind aus diesen Einfachzuckern aufgebaut.

▷ *Eiweiße* – eine »schwere Truppe« bilden die Eiweiße oder Proteine mit ihren Bausteinen, den Aminosäuren. Als Energielieferant nützt unser

Körper Proteine nur, wenn sie in größeren Mengen aufgenommen werden und nur wenig Zucker zur Verfügung steht. In der Gruppe der Eiweiße finden sich die essentiellen Aminosäuren – Stoffe, die der Körper von außen zuführen muß und die im Baustoffwechsel bei der Produktion körpereigener, lebensnotwendiger Eiweißverbindungen Verwendung finden. Ihr Anteil in Fleisch, Eier und Milch beträgt etwa 50 Prozent, im Getreideeiweiß (z. B. Weizen, Hafer) etwa 20 bis 30 Prozent des Gesamtproteinanteils.

▷ *Fette* (Lipide) – die »schwersten Jungs« in unserem Menü sind die Fette. Sie bestehen aus Glycerin und Fettsäuren. Ihre Aufgabe besteht darin, Energie zu liefern und zur Synthese körpereigener Stoffe beizutragen. »Schwer« kann man sie deshalb nennen, weil sie ihrer Aufgabe nur ungern nachkommen und vom Körper nicht ohne weiteres aufgenommen werden können. Der Grund: Alle Stoffwechselprozesse laufen ja im wäßrigen Milieu ab. Auch die Aufspaltung der Nahrungsstoffe geschieht, indem Wasser in die Molekülverbindungen der Kohlehydrate und Eiweiße eingelagert wird (unser Körper besteht zu 55 bis 60 Prozent aus Wasser). Fette aber sind wasserunlöslich, wie jede Hausfrau oder jeder Hausmann weiß, der sich einmal bemüht hat, Lippenstift von Sektgläsern zu entfernen. Besondere Bedeutung haben Fette bei der Aufnahme einiger fettlöslicher Vitamine wie Vitamin A (Käse, Kopfsalat, Tomaten) und Vitamin E (Butter, Hackfleisch). Einige Fettsäuren (mehrfach ungesättigte Fettsäuren wie Linol- und Linolensäure) sind für unseren Organismus lebensnotwendig.

▷ Und schließlich befinden sich neben Wasser noch in geringer und geringster Menge einige sehr wichtige Inhaltsstoffe in unserer Nahrung: wasserlösliche *Vitamine, Mineralstoffe* und *Salze*.

Der Weg der Nahrung durch unseren Körper

Mundhöhle

Unser Verdauungssystem ist ein umfassendes, sinnvoll aufgebautes Bollwerk des Organismus gegen krankmachende Einflüsse vielfältigster Natur. Was dabei oft vergessen wird: Schon der Mund ist ein wichtiger Bestandteil dieses Bollwerks. Hier wird die Nahrung zerkleinert, eingespeichelt, auf Zuträglichkeit geprüft und vorverdaut. Auch die folgende Verarbeitung wird bereits an dieser Stelle in die Wege geleitet. Über das hormonale und nervale Steuerungssystem werden geeignete Verdauungssäfte im ganzen Magen-Darm-Kanal (Mund, Magen, Dünndarm, Leber, Bauchspeicheldrüse, Dickdarm) abgesondert, sobald der Gaumen nur den Geschmack einer Speise wahrnimmt.

Der Mundraum ist für eine beabsichtigte Umstellung auf gesunde

Nahrung von besonderer Bedeutung, weil alle seine Funktionen unserem Bewußtsein und unserem Willen zugänglich sind. Wenn wir bewußt schmecken, kauen und nicht zu stark würzen würden, könnte unser Gaumen sich wieder als »Vorkoster« bewähren, was die Zuträglichkeit unserer Nahrung betrifft. Wir haben diese Fähigkeit weitgehend verloren.

Speiseröhre

Wenn wir schlucken, erschlafft der obere Schließmuskel, so daß der Bissen freie Bahn in die Speiseröhre hat. Der Transport kann weitergehen, weil sich die ringförmige Muskulatur in der Speiseröhren(Ösophagus)-Wand oberhalb des Bissens zusammenzieht. Man bezeichnet eine solche Kontraktionswelle, der eine Erschlaffungswelle vorausgeht, als *Peristaltik*.

Erreicht die peristaltische Welle den unteren Schließmuskel am Mageneingang, öffnet sich dieser, die Optik verändert sich, unsere Reisegesellschaft hat den Magen erreicht. Der Schließmuskel des Eingangstores (Cardia) verhindert ein Aufsteigen des sauren Magensaftes in den unteren Teil der Speiseröhre. Schließt dieser Muskel nicht ganz, kommt es zum Rückfluß (Reflux) des Magensaftes und damit zum störenden Sodbrennen.

Magen

Im Magen versammelt sich der Speisebrei, durch den Kauvorgang zerkleinert, mit Speichel zu einer grob-breiförmigen Masse vermengt. Kaum angelangt, wartet eine unangenehme Überraschung auf unsere bunte Gesellschaft: der *Magensaft*, bestehend aus Schleim, Salzsäure und eiweißspaltenden Enzymen (Pepsine). Das Magensekret ist überaus aggressiv, sein pH-Wert beträgt etwa 1,0. Ein Kupferpfennig würde sich nach kurzer Zeit in ihm auflösen. Da unser Speisebrei eher alkalisch (basisch) ist, verändert sich der pH-Wert in Richtung 2,0 bis 4,0 – ein Wertbereich, in dem die Pepsine ihre größte Wirkung entfalten können. Nun zerlegen die Pepsine die Eiweiße in Polypeptide und diese wiederum in Oligopeptide.

Die Salzsäure eilt zu Hilfe und lockert zusätzlich die Molekülstruktur der Eiweiße auf (man nennt diesen Vorgang »Denaturierung«), damit die eiweißspaltenden Enzyme um so leichteres Spiel haben. Auch die Struktur der Kohlehydrate hält der Aggressivität der Salzsäure nicht stand, und so entsteht ein recht homogener Speisebrei. Bakterien, die sich in den Magen verirrt haben, werden größtenteils vernichtet.

Zahlreiche Vorgänge sind nun an der Hemmung und Förderung der Magensaftsekretion beteiligt, miteinander verkoppelt, wechseln einander ab:

▷ *psychisch-nervale Einflüsse* – Signale unserer Geruchsnerven, unseres Geschmackssinns, aber auch unserer Sehnerven (etwa wenn wir ein appetitanregendes Kochbuch lesen) oder auch nur unsere bloße Vorstellungskraft führen über das vegetative Nervensystem (im Parasympathikus) zu vermehrter Sekretion. Gleichzeitig bewirken diese Signale die Ausschüttung des Hormons Gastrin, das in den Zellen des unteren Magenabschnitts gebildet wird. Es gelangt über das Blut zu den salzsäure- und pepsinogenbildenden Zellen der Magenschleimhaut und regt ihre Tätigkeit an. Auch Emotionen können unsere Magensaftsekretion beeinflussen: Aggressionen (»Bin ich heute sauer!«) können steigernd, Angst und Trauer (»Ich bring' einfach nichts runter!«) hemmend wirken.
▷ *lokal-gastrische Einflüsse* – weitere Signale zur Sekretion werden im Magen selbst gegeben: Sobald der Nahrungsbrei die tieferen Teile des Magens dehnt, wird Gastrin ausgeschüttet. Aber auch chemische Reize stimulieren die Gastrinfreisetzung: Proteinbruchstücke, Koffein, Alkohol etc.
▷ *intestinale (Dünndarm-)Einflüsse* – ist der Speisebrei bei einem Übertritt in den Dünndarm nur schwach sauer (wenig mit Magensaft vermengt), wird von den Zellen des oberen Dünndarmabschnitts (auch Zwölffingerdarm = Duodenum genannt) Gastrin ausgeschüttet, das wiederum über das Blut die Magensaftsekretion anregt. Gelangt dagegen saurer Speisebrei mit einem pH-Wert unter 4,0 in den Dünndarm, was die Gefahr der Selbstverdauung erhöht, wird die Magensaftsekretion über das Blut mit Hilfe zweier Hormone gehemmt: Sekretin und GIP (»Gastric Inhibitory Polypeptide«), auch Enterogastron genannt. Die Dünndarmschleimhaut ist nicht so säurestabil wie die Magenschleimhaut. Enzyme, die dort ihre Arbeit verrichten, benötigen zudem ein anderes Milieu, um optimale Arbeit zu verrichten. Sekretin ist daher auch bei der Bildung eines alkalischen Saftes aus der Bauchspeicheldrüse beteiligt, der diesen zu sauren Speisebrei neutralisiert. Je saurer der Speisebrei, desto alkalischer dieser Saft.

Die Produktion von Magensaft allein genügt jedoch noch nicht, damit der Magen sein Verdauungswerk tun kann: eine kräftige Durchmischung unserer Reisegesellschaft tut not. Peristaltische Wellen durchlaufen etwa alle zwanzig Sekunden zu diesem Zweck den Magen.

Hat der Magen seine Aufgabe erfüllt, wird der Mageninhalt in Portionen durch kräftige peristaltische Bewegungen des unteren Magenteiles in den Dünndarm abgegeben. Der Pförtnermuskel öffnet sich, bis eine Portion den Magen verlassen hat und schließt sich sofort wieder (etwa dreimal pro Minute). Die Dauer dieses Vorgangs ist abhängig von Menge, Zusammensetzung, Teilchengröße der Nahrung und von der Leistungsfähigkeit des Magens.

Die Magenwand ist, wie die des Dünn- und Dickdarms, schichtförmig aufgebaut und besteht aus:

▷ Schleimhaut
▷ Schleimhautmuskelschicht
▷ inneres Nervengeflecht (Meisner-Plexus)
▷ Ringmuskelschicht
▷ äußeres Nervengeflecht (Auerbach-Plexus)
▷ Längsmuskulatur
▷ Bauchfellüberzug

Die beiden Muskelschichten in Magen und Darm sind für die komplexen Peristaltik-Bewegungen nötig. Die Nervengeflechte in der Magenwand steuern diese Bewegungen und reagieren auf Impulse des vegetativen Nervensystems, je nachdem, ob gerade Parasympathikus oder Sympathikus »feuern« (siehe auch S. 38).

Wenn wir unruhig sind, erschrecken oder Schmerzen haben, bekommt der Sympathikus die Oberhand, die Magentätigkeit wird reduziert oder gar eingestellt. Als bewegungsfördernde Faktoren kommen Geruchs- und Geschmacksreize sowie ein reduzierter Blutzuckerspiegel in Frage.

Saftsekretion und Bewegung werden über den *Nervus Vagus*, den Hauptast des parasympathischen Nervengeflechts, angeregt, über ein Sympathikus-Nervengeflecht in der Bauchhöhle gehemmt. Seine große Zeit hat der Vagusnerv, wenn unser Körper ruht, wenn die Bewegungsmuskeln des gesamten Körpers entspannt sind. Instinktiv legen Tiere nach dem Fressen eine Verdauungspause ein.

Die Dünndarmschleimhaut beherbergt Rezeptoren, die den Säuregehalt, den Füllungszustand und die Fettkonzentration des Speisebreis registrieren. Ist der Dünndarm noch zu voll, fette Nahrung zu wenig verdaut oder der Speisebrei zu sauer, werden Hormone aus der Dünndarmschleimhaut in das Blut abgegeben, die den Entleerungsreflex des Magens und die Magenarbeit insgesamt hemmen. Einige der bewegungsfördernden und -hemmenden Faktoren sind in *Abbildung 2* zusammengefaßt.

Dünndarm

Gerade hatte sich unser Speisebrei an das unangenehme Milieu des Magens gewöhnt, da ändert sich das Klima mit dem Eintritt in den Dünndarm grundlegend – wie bei einem Flug vom Kongo nach Grönland.

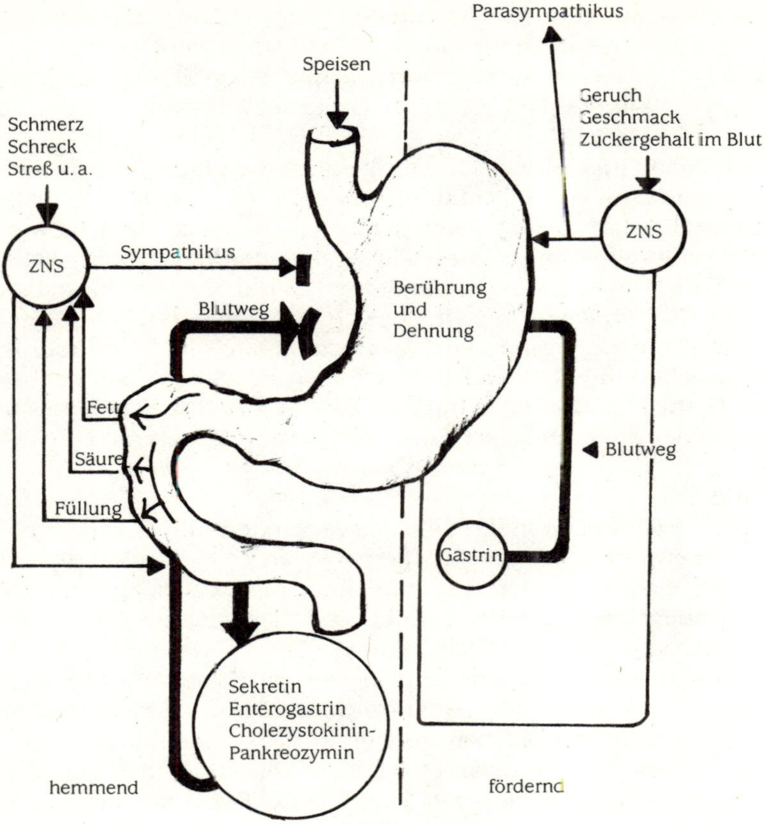

Abb. 2

Als erste eiskalte Dusche tropft ein stark alkalischer Saft herab, produziert von *Galle* und *Bauchspeicheldrüse*, die in den oberen Teil des Dünndarms münden, nach seiner Form Zwölffingerdarm benannt.

Aber es kommt noch schlimmer: Während der gesamten nächsten Wegstrecke von etwa fünf (!) Metern – so lang kann der gesamte Dünndarm sein – wird der Speisebrei nicht nur mit Hilfe von einigen Litern dieser Flüssigkeit aufgelöst, sondern bekommt es auch mit einer Heerschar von Enzymen zu tun. Deren Aufgabe ist es, den Nahrungsbrei in kleinste Bausteine zu zerlegen und so für die Dünndarmzotten – fingerförmige Ausstülpungen unserer Dünndarmschleimhaut – aufnahmefähig zu machen.

Einfache Zucker, Aminosäuren und kurz- und mittelkettige Fettsäuren gelangen dann mit dem Blut zur *Leber* und werden dort zur Synthese neuer Stoffe, zur Energiegewinnung etc. verwendet: Die Leber ist unser großes Abbau-, Umbau- und Entgiftungsorgan. Einen anderen Weg schlagen die längerkettigen Fettsäuren ein: über die Lymphkapillare der Dünndarmzotten werden sie resorbiert und über ein großes Lymphgefäß in der Brust dem Blutkreislauf zugeführt. Die Leber wird dabei zunächst umgangen.

Als dickes Knäuel, locker befestigt durch die Falten des Bauchfells, liegt der Dünndarm im Bauchraum, umrahmt vom etwa anderthalb Meter langen Dickdarm. Man teilt ihn in drei Abschnitte ein: in den Zwölffingerdarm, mit der Mündung des Gallengangs und der Bauchspeicheldrüse, den Leerdarm und den Krummdarm. Die Hauptverdauungstätigkeit findet im Zwölffingerdarm statt, der sich u-förmig um den Kopf der Bauchspeicheldrüse legt. Hier siedelt auch der größte Teil der Darmdrüsen, die ein teils dünnflüssig-alkalisches, teils zählschleimiges Sekret absondern: den Darmsaft. Zusammen mit dem Saft der Bauchspeicheldrüse neutralisiert er den aus dem Magen kommenden sauren Speisebrei.

Galle

Die Galle wird nicht in der Gallenblase, sondern in der Leber produziert, etwa dreiviertel Liter pro Tag. Bevor sie an den Darm abgegeben wird, wandert sie in die Gallenblase, wird dort eingedickt und gespeichert. Wird sie benötigt, zieht sich der Muskel der Gallenblase zusammen und preßt den Inhalt portionsweise in Richtung Zwölffingerdarm.

Als aggressive, alkalische Flüssigkeit ist die Galle wichtig für die Fettverdauung: Fette sind nicht wasserlöslich und müssen daher emulgiert, das heißt, in feinste Tröpfchen zerteilt werden, damit die fettspaltenden Enzyme aus Bauchspeichel und Darm wirksam werden können. Durch den Spaltvorgang entstehen Monoglyceride, Fettsäuren etc., die sich mit fettlöslichen Vitaminen und Gallensäuren zu sogenannten Mizellen verbinden, winzigen Tröpfchen, die über die Dünndarmschleimhaut resorbiert werden können.

Bauchspeichel

Besonders enzymreich ist der Bauchspeichel. Bis zu zwei Liter dieses Stoffes sondert die Bauchspeicheldrüse (Pankreas) ab – je nach Nahrungsbeschaffenheit besonders enzymreich oder besonders alkalisch. Daneben ist sie auch maßgeblich an der Zuckerverwertung beteiligt – mit Hilfe der Hormone Insulin und Glucagon. Wird zu wenig Insulin produziert, kommt es zu *Diabetes*. Bei dieser Störung kann der Zucker nicht mehr in die Zellen transportiert werden.

Wie auch der Mundspeichel, enthält der Bauchspeichel Alpha-Amylase, die ebenfalls Polysaccharide zu Disacchariden aufspaltet. Weitere Fermente, die Glucosidasen, stürzen sich dann auf die Disaccharide und bauen sie zu einfachen Zuckern ab – zu Glukose, Fruktose und Galaktose. Verschiedene Lipasen dienen der Fettverdauung als Fettspalter. Aktiviert werden sie durch die Gallensäure. Auch Eiweiße entkommen dem Bauchspeichel nicht – zahlreiche Proteasen (»Eiweißspalter«) gehen ans Werk. Wie auch die Lipasen, werden sie erst im Dünndarm aktiv, da sich sonst die Pankreasdrüsen selbst angreifen würden.

Die Darmdrüsen, die sich in den »Tälern« der Schleimhautfalten befinden, tragen mit ihrem Sekret zur alkalischen Verdünnung des Speisebreis bei und machen ihn gleitfähiger. Zudem befinden sich am Bürstensaum der Dünndarmzotten Glukosidasen, Proteasen und einige Lipasen. Die Darmsaftabgabe wird durch mechanische Reize (Dehnung der Darmwand) und chemische Reize (Beschaffenheit der Nahrung) stimuliert. Wie diese Regelung genau vonstatten geht, ist allerdings im einzelnen noch nicht genau bekannt.

Damit die Verdauungstätigkeit im Dünndarm reibungslos ablaufen kann, muß die Darmmuskulatur eine Reihe komplexer Bewegungen ausführen:

▷ *Peristaltische Bewegungen*, die über den ganzen Dünndarm gleiten, befördern den Speisebrei.
▷ *Rhythmische Einschnürungen*, wie im Magen, und *Pendelbewegungen* dienen der weiteren Durchmischung.
▷ Die *rhythmische Eigenbewegung* der Darmzotten fördert Aufnahme und Abtransport der Nahrungsstoffe in das Blut- und Lymphgefäß.

Die Kontrolle über diesen Bewegungsprozeß unterliegt dem Nervengeflecht der Darmwand, das unabhängig vom zentralen und vegetativen Nervensystem ist. Ausgelöst wird er durch die Dehnung der Darmwand, sobald der Speisebrei den Darm erreicht hat.

Dickdarm

Im letzten Teil unserer Reise gelangen die Nahrungsreste in den Dickdarm. Überalterte Darmzellen und physiologische Darmbakterien haben sich ihnen mittlerweile zugesellt.

Portionsweise wird der Dünndarminhalt nun über eine Klappe, die an der Einmündungsstelle des Krummdarms liegt, in den ersten Abschnitt des Dickdarms eingelassen, den Blinddarm. Dieser erste Abschnitt ist wie ein kleiner Sack geformt, an dessen Ende sich ein seltsames Anhängsel befindet, der Wurmfortsatz (Appendix). Viel lymphatisches Gewebe ist in seine Schleimhaut eingebettet. Gewebe dieser Art findet sich gehäuft in der Schleimhaut des unteren Dünndarms, in allen Lymphknoten und in den Rachenmandeln. Es dient der körpereigenen Abwehr, kann sich daher aufgrund von Abwehrreaktionen leicht entzünden.

In seinem weiteren Verlauf umrahmt der Dickdarm den Dünndarm und geht dann in einer s-förmigen Schleife in den Mastdarm über, dessen Ausgang zwei Schließmuskeln umrahmen. Die landschaftliche Struktur hat sich wieder verändert: Sie weist breite Ausbuchtungen auf. Überwiegend besiedeln schleimbildende Zellen die Dickdarmwände, resorbierende Zellen bilden jetzt nur noch die Minderheit.

Während seiner Reise durch die einzelnen Abschnitte des Dickdarms werden der restliche Speisebrei und seine »Mitläufer«, die abgestorbenen Darmzellen, eingedickt, bis sich jener Stoff bildet, der in allen westlichen Industrienationen zum Tabuthema Nummer eins geworden ist: der Kot.

Den ungefähr 500 ml Darminhalt, die jeden Tag in den Dickdarm eintreten, werden weiterhin Wasser, Mineralstoffe und Salze entzogen und über die resorbierenden Zellen der Dickdarmschleimhaut aufgenommen, bis das Volumen des Darminhaltes nur noch 100 bis 200 ml pro Tag beträgt.

Nährstoffe nimmt der Dickdarm nicht mehr auf. Die Möglichkeit dazu scheint aber zu bestehen: Zäpfchen oder Medikamente (per Einlauf verabreicht) gelangen durch die Darmwand ins Blut. Solche Arzneien wirken schnell und sind nicht dem zersetzenden Einfluß von Magensäure und Verdauungsenzymen ausgesetzt. Wichtig ist dies vor allem für manche Schwerkranke, deren Magen und Dünndarm die Einnahme von Medikamenten nicht vertragen.

Kleine und große peristaltische Wellenbewegungen, die von den Nervengeflechten der Darmwand gesteuert und durch das vegetative Nervensystem gefördert oder gehemmt werden können, schieben den Darminhalt in den Mastdarm. Ist ein bestimmter Füllungsgrad erreicht, wird über Druckrezeptoren der Stuhlgang ausgelöst.

Darmklima: Funktion und Bedeutung

Zwei bedeutsamen Funktionen des Darmes ist die Wissenschaft zunehmend auf der Spur:

▷ seiner Rolle im Immunsystem unseres Körpers
▷ und der Bedeutung der physiologischen Dickdarm-Bakterienbesiedlung für die Verdauung und Abwehr von Krankheiten.

Vor allem im unteren Dünndarm und im Dickdarm befinden sich beim gesunden Menschen physiologisch nützliche Bakterien, die den Darminhalt mit Milchsäure anreichern und dabei schädliche Fäulniserreger verdrängen. Auch die Aktivitäten der Verdauungsenzyme werden durch diese Bakterien beeinflußt. Der Körper bildet mit diesen Darmbakterien eine Lebensgemeinschaft »auf Gegenseitigkeit«, eine Symbiose. Die »Nützlinge« beteiligen sich an der Zersetzung des Nahrungsbreis, an Gärungs- und Fäulnisprozessen in Dünn- und Dickdarm.

Die profitable Zusammenarbeit mit dem Körper befindet sich jedoch in einem labilen Gleichgewicht und kann durch eine Vielzahl von Einflüssen gestört werden, etwa durch falsche Ernährung, ständige Verabreichung von Medikamenten, psychische Einflüsse, aber auch durch Erkrankungen im Magen-Darm-Bereich.

Bei einseitiger Ernährung beispielsweise können Nahrungsbestandteile nicht mehr optimal abgebaut werden, besonders bei vorgeschädigter Darmschleimhaut. Die Folge: Das Darmklima ändert sich, schädliche Bakterien finden günstigere Wachstumsbedingungen, was wiederum Gärungs- und Fäulnisprozesse mit überstarker Gasbildung fördert. Nahrungsbestandteile wie Stärkekörner, Fettsäurekristalle, Muskel- oder Pflanzenfasern finden sich dann bei mikroskopischen Untersuchungen gehäuft im Stuhl. Die normale Verdauung wird stark behindert.

Aus solchen Prozessen können Fäulnisgifte – Ammoniak und Phenole – in größerer Menge hervorgehen, die dem Kot und unserer »Abluft«, den sich bildenden Gasen, eine reichlich strenge Duftnote verleihen. Ein gesunder Darm kann diese Gifte neutralisieren. Eine vorgeschädigte Darmschleimhaut wird von ihnen durchbrochen, sie belasten über die Blutbahnen die Leber.

Noch streiten sich die Wissenschaftler, inwieweit und wann es dann zu einer Darmselbstvergiftung *(intestinale Autointoxikation)* kommen kann. Eine Antwort auf die Frage, wie lange die Filterwirkung der Leber anhält und wann Symptome wie Abgeschlagenheit, Kopfschmerzen, Schlafstörungen und dergleichen auftreten, ist sicherlich individuell verschieden und von zahlreichen Faktoren abhängig. Grundsätzlich ist klar, daß sich eine gestörte Darmfunktion früher oder später massiv oder schleichend auf unser Befinden auswirken muß. Im Darm wird schließlich unsere körperliche Lebensgrundlage, unsere physische Nahrung verarbeitet und verwertbar gemacht. Die dazu notwendigen Prozesse, die Sie in diesem Kapitel kennengelernt haben, können schon allein durch eine Veränderung des Lebensraums für nützliche Bakterien beeinträchtigt werden.

Je weiter Wissenschaft und Forschung fortschreiten, desto klarer wird wieder, was in vielen Kulturen seit Jahrtausenden beinahe zum Allgemeinwissen gehört: jede Körperfunktion, auch die unserer Verdauung, ist feinst abgestimmt auf jede andere, wie das Rädchenwerk einer teuren

Schweizer Präzisionsuhr. Behandlungsbedürftig ist deshalb immer der ganze Mensch, der »ganze Körper« – vordergründige Symptombekämpfung liefert nur kurzfristige Erfolge.

Verdauungsstörungen: Symptome und Ursachen

Funktionelle Oberbauchbeschwerden

Der ärztliche Alltag kennt für die funktionellen Oberbauchbeschwerden eine Reihe von Bezeichnungen, die im Grunde genommen alle das gleiche meinen und jeweils einer gerade herrschenden Modeströmung entsprechen: Gastritis, Dyspepsie (Ungleichgewicht im Säurehaushalt), Magenneurose, Reizmagen, vegetative Dystonie, Gastropathie etc.

Leitsymptome sind Schmerzen und/oder Völlegefühl im Oberbauch, rechts oder links unter dem Rippenbogen, meist als brennend oder dumpf empfunden und von mittlerer Stärke. Eine zeitliche Periodik ist in den wenigsten Fällen genau feststellbar, Schmerzen treten nachts eher selten auf. Als Begleiterscheinungen kommen in Frage: schlechter Mundgeruch, Schluckbeschwerden, Aufstoßen, Sodbrennen, Blähungen, Appetitstörungen, Übelkeit, Erbrechen.

Immer wieder stellen die Patienten eine enge Beziehung zwischen ihren Beschwerden und ihren Stimmungslagen fest. Der Spruch, dies und jenes sei ihnen buchstäblich »auf den Magen geschlagen«, taucht sehr häufig auf. In Allgemeinpraxen liegt der Anteil von Patienten mit diesem Beschwerdebild, ohne daß ein organischer Befund feststellbar wäre, bei über 50 Prozent! Häufig wird bei diesen Patienten eine eher depressive Grundstimmung beobachtet. Meist neigen die Betroffenen dazu, ihre Umgebung für ihre Beschwerden verantwortlich zu machen, und weigern sich, sich selbst für die Krankheit »zuständig« zu fühlen. Sehr oft äußern sie Schwierigkeiten, sich »im Leben durchzusetzen«, und klagen über diffuse Lebensängste.

Erschwert wird dem Arzt die eingehende Diagnose der rein funktionellen Krankheiten des Verdauungstraktes dadurch, daß die Beschwerdebilder fast allen organischen Krankheitsbildern in diesem Bereich stark ähneln. Die Vermutung, wonach diese »vegetativen Magenbeschwerden« zu Magengeschwüren führen können, läßt sich bisher nicht stützen.

Es hat sich inzwischen eingebürgert, fast alle Magenkrankheiten außer den Geschwüren als Gastritis zu bezeichnen, als »Magenschleimhautentzündung«. Es handelt sich dabei jedoch keineswegs um eine echte Entzündung (sonst würde man ja Antibiotika etc. als Therapie verabreichen). »Gastritis« ist ein Sammelbegriff für Störungen der Motorik (Bewegung), der Sekretorik (Absonderung) oder der Sensorik (Empfindung):

- ▷ Bei einer gestörten *Motorik* werden beispielsweise die Speisen zu rasch durch den Magen transportiert oder verbleiben zu lange in ihm. Die Magenperistaltik kann durch verschiedene nervale Einflüsse, Streß etc., zu träge, zu tief, zu flach, zu schnell sein.
- ▷ Bei gestörter *Sekretorik* kann zuviel oder zuwenig oder zum falschen Zeitpunkt Magensaft abgesondert werden, etwa durch Rauchen, durch säurelockende Speisen, durch allgemeine Nervosität, Angst, Zorn etc.
- ▷ Eine gestörte *Sensorik* bedeutet nichts weiter, als daß man Signale, die vom Magen ausgehen, falsch »interpretiert«, etwa als Druck- oder Völlegefühl oder gar als Schmerz, ohne jeden organischen Befund.

Natürlich geben sich viele Patienten mit der Diagnose »nichts gefunden« nicht zufrieden. Das wissen auch die Ärzte und verschreiben dann oft irgend etwas, ohne an den eigentlichen Kern der Beschwerden zu rühren, der eher in der Psyche des Kranken zu finden ist.

Funktionelle Unterbauchbeschwerden

Auch hier sind im medizinischen Sprachgebrauch mehrere Bezeichnungen üblich: spastisches Kolon (Darm), nervöse Kolitis, Reizkolon, spastische Obstipation (Verstopfung) etc.

Leitsymptome sind Unterbauchschmerzen, meist unterhalb des Nabels. Gehäuft treten als Begleitsymptome auf: Krampfzustände im Unterbauch, vages Brennen, Drücken oder Zerren, Durchfall und/oder Verstopfung. Deutliche Hinweise auf psychologische oder soziale Zusammenhänge sind eher selten. Die Patienten erscheinen im Gegenteil »übernormal« und angepaßt.

Die Ähnlichkeit dieser Beschwerdebilder mit organischen Magen-Darm-Erkrankungen zwingt zu umfassender diagnostischer Tätigkeit des Arztes. Nach dem Psychosomatiker Thure von Uexküll müssen vor allem folgende Krankheiten ausgeschlossen werden:

- ▷ eine Hiatushernie (Bruch),
- ▷ ein Kardiospasmus,
- ▷ ein Ulcus ventriculi (Magengeschwür),
- ▷ ein Magenkarzinom,
- ▷ ein Ulcus duodeni (Zwölffingerdarmgeschwür);
- ▷ Gallenwegs-, Pankreas- und Lebererkrankungen;

- ▷ Erkrankungen des Dünndarms (z. B. Morbus Crohn),
- ▷ Erkrankungen des Dickdarms (Colitis, Divertikulitiden, Karzinom),
- ▷ Entzündungen im kleinen Becken,
- ▷ Tumoren,
- ▷ Ileus (Darmverschluß),
- ▷ Enzymdefekte (bei Durchfall),
- ▷ aber auch Erkrankungen der Thoraxorgane, die abdominelle Beschwerden verursachen können (z. B. ein Hinterwandinfarkt).

Ulcus pepticum (Magen- und Zwölffingerdarmgeschwür)

Als Ulcus pepticum bezeichnet man gutartige, unspezifische Geschwürsbildungen in jenen Abschnitten des Verdauungstraktes, in denen sich Säure und Pepsin auswirken können. In den typischen Fällen ist es eine chronische bzw. ständig wiederkehrende (»rezidive«) Erkrankung. Sie ist heute noch weitgehend »Männersache«, obwohl inzwischen auch Frauen gehäuft daran erkranken. Rund zehn Prozent aller Männer (nicht nur in den »zivilisierten« Staaten) werden laut Statistiken wenigstens einmal im Leben an ihr zu leiden haben.

Das Ulcus pepticum zählt zu den psychosomatisch am besten erforschten Krankheiten, weil eine Zuordnung zu bestimmten Typen hier am leichtesten fällt. Es gibt dabei keine grundsätzlichen Unterschiede zwischen Patienten mit Magen- oder mit Zwölffingerdarmgeschwüren; für beide gelten dieselben Aussagen:

Das Gros der Magengeschwürkranken bilden die Schlankwüchsigen, und unter ihnen diejenigen, die eine besondere Charakterstruktur aufweisen: Sie sind meist ehrgeizig, nehmen alles ernst, sehen nichts oberflächlich, arbeiten gründlich, laden sich viel (oft zuviel) Verantwortung auf, sind häufig unzufrieden mit dem Erreichten, mangeln an innerer Harmonie. Besonders Menschen, die aus einer Gemeinschaft ausscheiden, die vorher Geborgenheit und Anerkennung vermittelte, sind gefährdet (Gastarbeiter, Flüchtlinge, Auswanderer etc.). Auch Schichtarbeiter leiden häufig darunter.

Das Geschwür ist ein Defekt, ein Loch in der Schleimhaut, vergleichbar etwa einem »offenen« Bein. Lange Zeit nahm man an, daß eine übermäßige Magensäurebildung, die ja oft mit Magengeschwüren einhergeht, die eigentliche Ursache sei. Interessanter ist es jedoch, der Ursache der Übersäuerung auf die Spur zu kommen, die viel mehr mit der nervalen Steuerung der Magenfunktionen zu tun hat (Sympathikus-Aktivität bei Streß!) bzw. mit der teilweisen Unterversorgung bestimmter Zonen des Magen-Zwölffingerdarmtraktes, der dadurch seiner Schutzfunktion gegen eine »Selbstverdauung« beraubt wird.

Besonders beim Rauchen, das die Gefäßdurchblutung deutlich verschlechtert, kommt es leichter zu dieser Selbstverdauung und damit zur Geschwürbildung. Seelische Dauerbelastungen können ebenfalls zu Gefäßverengungen führen, was die negative Wirkung des Nikotins noch verstärkt. Nach neuen Beobachtungen sind 95 Prozent aller Geschwürkranken Raucher. Meist dient ihnen das Rauchen als Ersatzbefriedigung und steht für eine chronische innere Unzufriedenheit.

Verstopfung

Wie schon angedeutet, ist die chronische Verstopfung in vielen Fällen als funktionelles Unterbauchsyndrom anzusehen, also eher nervlich als organisch bedingt. Ihr gehäuftes Auftreten macht ein genaueres Eingehen auf diese Volkskrankheit nötig. Nach Schätzungen leiden immerhin fast die Hälfte aller Frauen an Darmträgheit (weitaus mehr als Männer übrigens!).

Unter »Darmträgheit« versteht man landläufig die Trägheit des Dickdarms, die sich vor allem durch Stuhlverstopfung, durch die Verlängerung der Zeitabstände zwischen den einzelnen Stuhl-»Gängen« äußert.

Mangelnde Dickdarm-Peristaltik aber behindert auch die Fortbewegung der Nahrung im Dünndarm und damit eine reibungslose Verarbeitung und Resorption der Nährstoffe, es können sich damit vermehrt Zersetzungsgifte bilden. Die Folgen chronischer Darmträgheit:

▷ Der Dickdarminhalt staut sich auf.

▷ Die Funktion und die Struktur der Dünndarmschleimhaut werden beeinträchtigt durch eine verringerte oder beschleunigte Peristaltik (bei zersetztem Darminhalt = »innerer Durchfall«).

▷ Gärungs- und Fäulnisstoffe im Dünndarm in Folge von aufgestautem und sich stärker zersetzendem Darminhalt – Gärungsprodukte aus kohlehydratreicher Nahrung (Alkohole und Säuren), Fäulnisstoffe aus eiweißreicher Nahrung – durchdringen in größeren Mengen die Schleimhaut und gelangen ins Blut. Gase können den Dünndarm aufblähen, dabei die Schleimhaut dehnen und flachdrücken. Wenn die erwähnten Zersetzungsprodukte nicht mehr ausreichend von der »Leberschranke« abgehalten werden, sind Müdigkeit, Gereiztheit, Nervosität und Kopfschmerzen mögliche Folgen.

▷ Diese Prozesse können die Pumparbeit der Schleimhautzotten beeinträchtigen. Blut und Lymphe fließen schlechter ab. Frisches, sauerstoffhaltiges Blut kann nicht mehr in ausreichender Menge zu den Kapillaren und zur Darmschleimhaut transportiert werden. Sauerstoffmangel tritt ein und schädigt die Dünndarmschleimhaut zusätzlich.

▷ Eine weitere Beeinträchtigung der Aufspaltung unserer Nahrung droht durch Funktionsstörungen von Leber und Bauchspeicheldrüse, wenn diese weniger Galle und Verdauungsenzyme produzieren. Durch den Rückstau und die damit verbundene Entleerungsverzögerung des Magens kann es auch hier zu Funktionsstörungen kommen.

▷ Verdauungsvorgänge und Gesamtorganismus leiden auch unter der Zerstörung der physiologischen Darmflora durch Zersetzungsprodukte und Fäulnisgifte.

Der Teufelskreis ist offensichtlich: Grundsätzlich wird bei chronischer Verstopfung die Nahrung immer schlechter resorbiert und – im Gefolge der erwähnten Vergiftungserscheinungen – werden alle Körperzellen in Mitleidenschaft gezogen. Das klingt dramatisch, bedeutet aber in der Praxis natürlich keineswegs, daß sofort ernsthafte Krankheiten entstehen müssen.

Die Zusammenhänge sind allerdings so komplex, daß man die Beschwerden keineswegs unterbewerten sollte, besonders vom Standpunkt des vorbeugenden Umgangs mit dem eigenen Körper. Manchmal ist es von Nachteil, daß unser Körper so viele Fehler verzeiht.

Nach Schätzungen sind rund 90 Prozent aller Fälle von Verstopfung ernährungsbedingt. Hast und Unruhe, unregelmäßige Mahlzeiten, fehlende Arbeitspausen führen dazu, daß der Gang zum »stillen Örtchen« schon mal ausbleiben muß, weil Zeit, Ort und Umstände »ungünstig« erscheinen. Das »Verkneifen« wird zur täglichen Gewohnheit, der Entleerungsreflex wird wegdressiert, der Darm sendet seine Signale nicht mehr so häufig. Schmollend und widerwillig fügt er sich und versucht, das »Beste« aus der Situation zu machen. Erschwerend kommt hinzu, daß der Stuhl während seiner unfreiwilligen Wartepausen erst recht hart und fest wird, austrocknet und damit noch schwerer loszuwerden ist.

Träger Körper, träger Darm: unser Mangel an Bewegung tut ein übriges. Beruflich sitzen wir meistens, womöglich in gebeugter Haltung, nach Feierabend haben wir »Sitzung« vor dem Fernseher. Unsere Lebensweise läßt den Darm träge werden. Auch unsere Gewohnheit, relativ wenig zu trinken, führt zwangsläufig zu festem, hartem Stuhl. Der Dickdarm wacht ja darüber, daß unserem Körper nicht zuviel von dem kostbaren Naß verlorengeht.

Organische Ursachen – Geschwüre, Krebs, Leber-Galle-Erkrankungen – sind eher selten, sollten aber bei allen Fällen von hartnäckiger Verstopfung durch eine Untersuchung abgeklärt werden. Aufgrund der Zunahme von Dickdarmkrebs sind regelmäßige Untersuchungen ohnehin zu empfehlen.

Die unwillkürlichen, vegetativ gesteuerten Darmbewegungen sind auch durch seelische Befindlichkeiten und Krisen – Trauer, Angst, Depression, Schock – leicht zu stören. Verstopfung wird oft als ein Versuch des Körpers beschrieben, seelisches »Festhalten« auszudrücken, als eine Angst vor der Verausgabung oder auch als Unterdrückung »schmutziger« Regungen.

Durchfall

Wie auch Verstopfung, Blähungen und Sodbrennen ist Durchfall meist ein Symptom, keine Krankheit. Man versteht darunter die zu häufige Entleerung eines zu dünnflüssigen Stuhls. Unterschieden wird zwischen akutem Durchfall, der abrupt einsetzt und meistens nur wenige Tage anhält, und chronischem Durchfall mit einer Dauer zwischen drei bis vier Wochen. Letzterer sollte grundsätzlich von einem Fachmann behandelt werden!

Durchfälle sind immer begleitet von einem hohen Wasser- und Mineralstoffverlust und können daher bei längerer, aber auch bei kurzer, heftiger Dauer gefährlich werden. Es droht dann ein Kreislaufkollaps. Damit sind die Grenzen der Selbstbehandlung bereits abgesteckt.

Die möglichen Ursachen sind vielfältig, meistens handelt es sich um Bakterien- oder Virusinfektionen. In den USA nehmen infektiöse Durchfälle hinter der alltäglichen Erkältungskrankheit schon den zweiten Rang in der Häufigkeitsstatistik von Krankheiten ein. Der Durchfall selbst wird meist durch Giftstoffe ausgelöst, die von den darmpathogenen Mikroorganismen abgegeben werden. Durchfall kann außerdem auftreten bei:

- medikamentöser Behandlung (Abführmittel, Antibiotika),
- psychischen Störungen,
- Krankheiten des Hormonsystems,
- Tumoren im fortgeschrittenen Stadium,
- Nahrungsmittelallergien,
- den verschiedenen Magen-Darm-Krankheiten
- und bei Parasitenbefall (Amöbenruhr etc.).

Das Gros der Durchfallerkrankungen tritt während Auslandsreisen auf, besonders in heißen Ländern. Sie sollten sich deshalb, wenn Sie verreisen, folgende Ratschläge zu Herzen nehmen:

- Kein rohes Fleisch, keinen rohen Fisch essen!
- Kein ungekochtes Wasser, keine ungekochte Milch trinken!
- Kein Speiseeis! Keine Eiswürfel!
- Kein überreifes Obst! Obst in jedem Fall waschen!

Grundsätzlich gilt: Ein gesunder Darm ist weniger infektionsanfällig, besonders wenn sich die Darmflora im natürlichen, dynamischen Gleichgewicht befindet. Vorbeugen ist also auch hier besser, als »das Kind aus dem Brunnen zu ziehen«.

Selbstverständlich müssen schwere Infektionen mit Antibiotika behandelt werden. Mit zunehmender Erfahrung werden Sie aber feststellen, daß diese nicht so oft notwendig sind, wie Sie denken. Eine angemessene Selbstbehandlung kann den gleichen Zweck erfüllen. Häufig besiegt unser »innerer Arzt« die Krankheiten schneller und wirkungsvoller als jede Antibiotikabehandlung, die immerhin die Darmflora schädigt. Bei allen schweren, chronischen oder durch spezifische Krankheiten verursachten Durchfällen jedoch kann die Selbstbehandlung neben der ärztlichen Therapie nur begleitenden Charakter haben (siehe auch »Was man sofort tun kann«, S. 66).

Blähungen

Auch das Symptom Blähungen ist in hohem Maße von Ihrer Ernährungsweise abhängig: Bakterien bauen, besonders bei Verstopfung, unverdaute Nahrungsreste im Dickdarm unter Gasbildung ab. Bei der Vergärung von Zellulose entstehen Kohlensäure, Wasserstoff und »Sumpfgase«, die mit blauer Flamme verbrennen.

Sobald ein Mißverhältnis zwischen Gasbildung und Gasausscheidung entsteht, kommt es zu einer Auftreibung des Darms und damit zu mitunter schmerzhaften Blähungen. Daneben kann es bei extremer Darmgärung und -fäulnis zu einem Wechsel zwischen Durchfall und Verstopfung kommen.

Eine der häufigsten Ursachen für Blähungen ist das Luftschlucken, wie es beispielsweise Menschen passiert, die mit einem psychischen Konflikt nicht fertig werden. Auch beim Kauen oder Rauchen wird oft versehentlich Luft geschluckt, besonders während des Schluckens beim Essen. Andere Ursachen sind organischer Natur, wie etwa Erkrankungen der Bauchspeicheldrüse. Die gesellschaftliche Ächtung des »Windlassens« trägt ebenfalls zum Entstehen von schmerzhaften Blähungen bei: das Bedürfnis des Körpers wird unterdrückt, bis dieser sich mit Schmerz und Verkrampfung wehrt.

Ein Warnsignal, das immer zur Konsultation eines Arztes führen sollte, ist der Abgang von Schleim und Stuhl mit einer Blähung!

PSYCHOSOMATIK

Wissenschaftliche Grundlagen

Der Begriff Psychosomatik ist aus den griechischen Worten Psyche und Soma (= Körper) zusammengesetzt. Man bezeichnet heute damit die Lehre von den Wechselbeziehungen zwischen Geist und Körper: gemeint sind damit sowohl körperliche Veränderungen aufgrund von seelischen Vorgängen als auch die Auswirkungen körperlicher Vorgänge auf die Psyche, auf unsere geistige Verfassung, da sich der eigentlich richtige Begriff »Somatopsychik« nicht durchsetzen konnte.

Die Psychosomatik stellt den Menschen, seine Erlebniswelt und sein Verhalten in den Mittelpunkt ihrer Krankheitslehre. Als eindeutig psychosomatisch geprägte Krankheitsbilder werden heute angesehen: Magengeschwüre, Hautekzeme, Asthma, essentielle Hypertonie etc. Auch funktionelle Krankheitsbilder werden ihnen zugerechnet: Herzjagen, Schwindelgefühl, Schweißausbrüche etc.

Viele Redensarten deuten auf den direkten Zusammenhang zwischen Psyche und dem Verdauungssystem hin: »Das schlägt mir auf den Magen«, »er ärgert sich ein Loch in den Bauch« oder »sie hat die Hosen voll«. Alle diese Krankheiten können natürlich auch körperliche oder von außen kommende Ursachen haben, die durch eine ärztliche Untersuchung abzuklären sind. Meistens ist beides der Fall: eine bestimmte psychische Haltung führt zu bestimmten äußeren Lebensrhythmen und -gewohnheiten, diese zur Anfälligkeit für bestimmte äußere Krankheitseinflüsse.

Der psychosomatischen Richtung in der Medizin geht es darum, das heutzutage streng naturwissenschaftlich orientierte Menschen- und Krankheitsbild zu erweitern, genauer ausgedrückt: zu vervollständigen. Erfahrungswissenschaftlich lassen sich zahlreiche psychosomatische Zusammenhänge mittlerweile nicht mehr leugnen. Besonders beeindrukkend ist ein Experiment, von dem der renommierte Psychosomatiker Thure von Uexküll berichtet. Durchgeführt am Psychoanalytischen Institut Chicago hatte es die Treffsicherheit von Diagnosen allein auf der Basis einer Patienten-Lebensgeschichte zum Thema. Uexküll schreibt: »Die statistische Wahrscheinlichkeit, durch bloßen Zufall die richtige Diagnose zu finden, betrug ca. elf Prozent. Tatsächlich aber hatten die Untersucher in 60 bis 70 Prozent der Fälle allein aufgrund der psychologischen Daten über die Lebensgeschichte der Patienten die richtige Diagnose gestellt. Dieses Ergebnis ist in mehrfacher Hinsicht bemerkenswert. Es zeigt, daß die Treffsicherheit etwa ebenso groß war wie bei der Erhebung einer Vorgeschichte, bei welcher die Kranken ihre körperlichen Symptome schildern. Das Resultat spricht außerdem mit großer Wahrscheinlichkeit für einen festen Zusammenhang zwischen seelischen Zuständen und spezifischen körperlichen Erkrankungen, damit aber auch für die Bedeutung der Lebensgeschichte als Faktor, der eine bestimmte Krankheitsdisposition schafft.«

Das ist ein Ansatz in der Medizin, der nicht neu, wohl aber erst wiederzuentdecken ist. Parallelen drängen sich beispielsweise auf zum Priesterarzt des Altertums, den Ärzten der traditionellen chinesischen Medizin und den »weisen Frauen« im Mittelalter. Sie alle berücksichtigten grundsätzlich die Charakterstruktur ihrer Patienten, deren persönliches Umfeld und Lebensweise. Auch der klassische praktische Hausarzt vermochte in früheren Zeiten oft schon beim ersten Hinsehen die richtige Diagnose zu stellen – nicht weil er vorher alle zur Verfügung stehenden Apparaturen in Gang gesetzt hatte, sondern einfach weil er seine Patienten kannte.

Steuerungsvorgänge im Gehirn

Psychische Vorgänge haben über das vegetative Nervensystem, das Zwischenhirn und die Hormondrüsen großen Einfluß auf die Tätigkeit unserer Organe: Bei Erregung klopft das Herz; bei Scham weiten sich die Gefäße, wir werden rot; schreckenerregende Erlebnisse verengen die Gefäße, wir werden blaß. Aufregung und Ekel können Würgen und Erbrechen verursachen. Umgekehrt lösen körperliche Leiden psychische Veränderungen aus – in der Folge von Herzkrankheiten Angst und gedrückte Stimmung, eine Überfunktion der Schilddrüsen bewirkt große Lebhaftigkeit etc.

Emotionen drücken sich körperlich als Impuls entlang der Nervenbahnen des unwillkürlichen, autonomen Nervensystems aus. Über den Ort vieler psychischer Vorgänge im Gehirn sind wir inzwischen gut informiert. Sie liegen im Hirnstamm, im Hypothalamus, Thalamus sowie im limbischen System, das den Hirnstamm umkleidet. Man spricht auch vom »visceralen Gehirn«, weil vom limbischen System aus über das vegetative Nervensystem alle inneren Organe beeinflußt werden können. Es gibt keinen Ort in unserem Körper, wo wir nicht Endfasern dieses Systems antreffen. Sie haben vielfältige, meist jeweils entgegengesetzte Steuerungsfunktionen für die Tätigkeit der inneren Organe und des gesamten Gefäßsystems, aber auch für die Haut, die Schweißsekretion etc. Eine in unserem Zusammenhang wichtige Funktion ist die Steuerung der Ausdrucksbewegung, der »nicht-verbalen« Sprache.

Das vegetative Nervensystem ist normalerweise nicht unserem Willen unterworfen. Es handelt sozusagen »autonom« und reguliert »Lebensfunktionen«: Verdauung, Stoffwechsel, Wasserhaushalt, Atmung etc. Das vegetative Nervensystem gabelt sich in zwei Äste, den Sympathikus und den Parasympathikus, wobei beide Teile harmonisch ineinandergreifen (siehe untenstehende Tabelle):

Organ:	*Erregung des Sympathikus hat zur Folge:*	*Erregung des Parasympathikus hat zur Folge:*
Pupillen	Erweiterung (Mydriasis)	Verengung (Miosis)
Speicheldrüsen, Pankreas	Sekretionshemmung	Sekretionsförderung
Lidspalten	Erweiterung	Verengung
Fieber	Anstieg	Abfall
Herz	Tachycardie (Herzbeschleunigung)	Bradycardie (Herzverlangsamung)
	Erweiterung der Koronargefäße	Verengung der Koronargefäße
Blutzucker	Erhöhung	Senkung
Gefäße	Verengung	Erweiterung
Niere	Funktionshemmung	Funktionsförderung
Magen	Hemmung der Sekretion	Anregung der Sekretion
Leber	Hemmung der Gallensekretion	Anregung der Gallensekretion
Darm	Hemmung der Peristaltik	Anregung der Peristaltik
Nebennieren	Anregung	Hemmung
Blase	Harnverhaltung	Harnentleerung
Stoffwechsel	Steigerung	Senkung
Schweißdrüsen	Wenig Schweiß	Reichlich Schweiß
Schilddrüse	Anregung der Sekretion	Hemmung der Sekretion

Normalerweise befindet sich das vegetative Nervensystem im dynamischen Gleichgewicht (siehe S. 39). Streßreize, Angst, Spannung, Lärm können dieses Gleichgewicht empfindlich stören. Es kann zu verschiedenen funktionellen Beschwerden kommen, die unter dem Begriff *vegetative Dystonie* zusammengefaßt werden (dys = störend, tonus = Spannung). Das bedeutet, daß die »natürliche Spannung«, das Gleichgewicht des vegetativen Nervensystems kurzfristig oder dauernd gestört ist.

Für das affektive Erleben und Verhalten, für die vegetativen Regulationen, das Sexualverhalten und auch für Lernprozesse ist das limbische

System von zentraler Bedeutung. Wie ein Saum (lat. Limbus = Saum) umgibt es den Hirnstamm, den entwicklungsgeschichtlich ältesten Teil des Gehirns. Dieses limbische System nimmt Reize aus der Umwelt in Empfang und beeinflußt alle vegetativ innervierten Organe – die Hormonausschüttung aus der Hypophyse, Herz, Gefäße, Darm, Blase etc. Inzwischen hat man im limbischen System Bereiche isolieren können, deren Reizung jeweils Wut, Angst, Trauer, Lust oder Unlust bewirkt. Bestimmte Aktivitätsmuster sind hier auf engstem Raum angelegt und stehen praktisch mit allen anderen Hirnarealen in Verbindung.

Zum limbischen System gehören eine ganze Reihe von Gehirnstrukturen, die sich als gemeinsamen »Ausweg« zum Körper hin einer Region bedienen, die wegen ihrer Lage – »unter dem Thalamus« – Hypothalamus genannt wird. Dieser wichtige Gehirnbereich wiegt nur fünf Gramm. Er ist nicht allein nur »Befehlsempfänger«, sondern zeichnet sich auch durch erhebliche Eigeninitiative als direktes Steuerorgan der vegetativen Körperfunktionen aus.

Der Thalamus ist die mächtigste sensible Kernstruktur im Gehirn. Er liegt oberhalb des Hypothalamus im Zwischenhirn als Eingangspforte zur Hirnrinde und nimmt dort eine Schlüsselstellung ein. Von allen Kernanteilen des Thalamus aus bestehen Nervenfaserverbindungen zur Großhirnrinde. Alle Informationen, die dorthin unterwegs sind, führen über den Thalamus. Beide zusammen sind für so unterschiedliche Zustände wie Bewußtsein, Gedächtnis, Lernen und Träumen zuständig.

Sympathikotoniker und Vagotoniker

Beim gesunden Menschen sind Sympathikus und Parasympathikus an allen Reaktionen in fein abgestimmter Weise beteiligt. Wird ein bestimmtes Streßniveau überschritten, lassen sich grob zwei verschiedene Reaktionsweisen unterscheiden:

▷ der *Sympathikotoniker* (die Aktivität des Sympathikus überwiegt) reagiert eher cholerisch, ist ehrgeizig auf Leistung bedacht und hat große Schwierigkeiten, sich zu entspannen oder sich bei der Arbeit Zeit zu lassen.

▷ der *Vagotoniker* (die Aktivität des Parasympathikus überwiegt) ist ein eher zurückhaltender, ruhiger Typ, der dazu neigt, Ärger und Kummer hinunterzuschlucken.

Bei beiden ist das vegetative Gleichgewicht verschoben, was eine Neigung zu bestimmten Krankheiten zur Folge hat *(Abb. 3)*. Intensive Sympathikus-Aktivität führt beispielsweise dazu, daß Verdauungsprozesse nicht

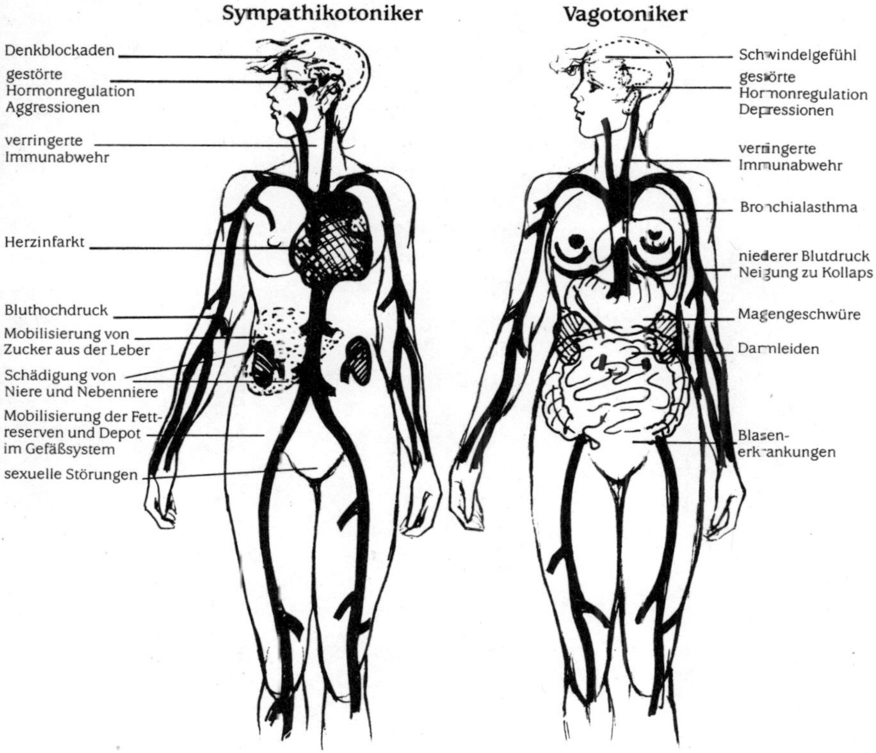

Abb. 3: Neigung zur Entwicklung bestimmter Krankheiten bei Sympathikotoniker und Vagotoniker

mehr reibungslos funktionieren, da diese auch der anregenden Tätigkeit des Parasympathikus bedürfen.

Furcht oder Wut führen zu einem solchen Ungleichgewicht, da sie eine Erregung des sympathischen Nervensystems zur Folge haben. Beides sind Emotionen, die sich nicht unähnlich sind: die gleichen Reize, die Furcht auslösen, können auch zu einem Angriff führen. Wenn ein flüchtendes Tier in die Enge getrieben wird, kann sich Furcht in wildes Kampfverhalten wandeln. Nicht nur Furcht und Wut, auch Schmerzzustände, Freude, Trauer, Ekel, Sorge oder Ablehnung aktivieren den Sympathikus. Wird dabei eine bestimmte, individuell verschiedene Reizschwelle überschritten, kann die Funktion der Organe, die vom Sympathikus innerviert und gesteuert werden, gestört werden.

Interessant dürfte in diesem Zusammenhang sein, daß es – entgegen einer allgemein verbreiteten Ansicht – bei Ärger nicht genügt, einfach

»Dampf abzulassen«, um seelisch und physisch gesund zu bleiben. So fand etwa Dr. Ernest Harburg von der Universität Michigan heraus, daß »Problemlöser« am besten mit provokatorischen Situationen fertig werden. Harburg beobachtete drei Möglichkeiten, mit Ärger umzugehen: explosives Dampfablassen, Ärger unterdrücken und Problemlösung. Als Gradmesser benutzte er den Anstieg des Blutdrucks. Den höchsten Blutdruck hatten diejenigen, die ihren Ärger einfach unterdrückten, den niedrigsten jene, die das Problem zu lösen versuchten, und nicht diejenigen, die bei einer Provokation offen feindlich reagierten. Nach Harburg verschwiegen die »Problemlöser« nicht, daß sie ärgerlich waren, sie entwickelten aber nicht automatisch feindselige Tendenzen. Der erste Schritt der Problemverarbeitung lag in der Erkenntnis, selbst ärgerlich zu sein und das zu akzeptieren. Auf diese Weise konnten um so leichter Ursachen für den Konflikt erkannt werden.

Auf Krankheit programmiert?

Menschliches Verhalten ist immer eine Funktion des gesamten Gehirns und nicht ausschließlich die eines bestimmten Gehirnbereichs. Gleichzeitig aber werden, wie bei anderen Aufgaben des Gehirns auch, verschiedene Verhaltensäußerungen von bestimmten Hirnarealen aus eingeleitet und durchgeführt.

Das limbische System ist eng verbunden mit dem Hypothalamus, sozusagen als übergeordnete Struktur, modifiziert die elementaren hypothalamischen Verhaltensmuster und paßt sie der jeweiligen Umweltsituation an. Beispielsweise kann die Erfahrung der unangenehmen Folgen einer übermäßigen Alkoholzufuhr das zukünftige Trinkverhalten modifizieren. Darüber hinaus steuert es die gefühlsmäßige Komponente in unseren Verhaltensäußerungen bei. Erlebnisinhalte werden affektiv bewertet.

Aufgrund der engen anatomischen und funktionellen Verbindung des limbischen Systems mit dem Hypothalamus ist es verständlich, daß jede emotionelle Erregung mit vegetativen Regulationen verbunden ist: Das sind beispielsweise: Steigerung der Herzfrequenz, des Blutdrucks oder der Schweißsekretion.

Vorstellungen, Wünsche, Vorurteile, Denkgewohnheiten, die ja oft über Jahre und Jahrzehnte gepflegt werden, können Dauerreize auf das Nervensystem ausüben, besonders wenn wir uns mit ihnen identifizieren, weil wir sie für »normal«, »gottgegeben«, »selbstverständlich« halten. Wer sich ständig mit anderen vergleicht, fühlt sich vielleicht minderwertig, wird aggressiv, versucht andere »herunterzuputzen« oder resigniert, wird hoffnungslos und damit krankheitsanfällig.

Von frühester Kindheit an werden in bestimmte Gehirnbereiche Gefühls- und Verhaltensmuster eingeprägt, die uns in gewisser Hinsicht »programmieren«. Viele dieser Programme sind in sich widersprüchlich und führen zu neurotischen Symptomen, zur Unfähigkeit, das Leben als kontinuierliche Herausforderung zu betrachten und sich ihm zu stellen.

Fast möchte man formulieren: Ein Neurotiker ist »falsch programmiert«. Er sitzt in sich selbst fest wie ein ausschließlich instinktgeleitetes Tier, erkennt aber die Zusammenhänge nicht. Meist fühlt er nur ein undefinierbares Unbehagen und erlebt nach und nach die Entwicklung von Krankheitssymptomen wie etwa Schlaf- oder Verdauungsstörungen, die er nicht erklären kann. Daher sind solche Krankheiten immer als ernstzunehmendes Signal einer seelischen »Unordnung« zu verstehen. Die meisten »Programmierungen« sind erworben und lassen sich grundsätzlich ändern, nicht aber, wenn die Einsicht fehlt. Hinter psychosomatischen Krankheiten stehen Konflikte, unbewältigte Lebensprobleme. Die Krankheit ist ein Signal dafür, daß man nicht seinem Wesen gemäß lebt. Der Körper spricht dabei eine Sprache, die wir verstehen lernen können.

Betrachten Sie Krankheit einmal anders: nämlich als sinnvoll regulierendes Element, als Anstoß, unsere Aufmerksamkeit auf etwas zu richten, das Aufmerksamkeit verdient.

Sind Sie eine Risikopersönlichkeit?

Stichwort Streß

Ein Begriff, der seit Jahren als krankmachender Faktor in aller Munde ist, ist das Alltagsphänomen Streß. Er wurde vom Wiener Mediziner Hans Selye in den dreißiger Jahren geprägt. Selye studierte in Tierversuchen die Anpassungsfähigkeit eines Organismus an Belastungen aller Art und stellte dabei fest, daß der Organismus auf ganz verschiedenartige Reize (Stressoren) mit einer stets gleichen Reaktionsweise antwortet – beispielsweise auf Infektionen oder Hitze, Kälte und Lärm mit emotionaler Beteiligung.

Den als Folge vor allem chronischer Belastungen auftretenden Reizzustand bezeichnete er als Streß. Bei langdauernden oder wiederholten Einwirkungen gleicher Reize kommt es zu einem Anpassungsprozeß des Körpers, zu einer Gewöhnung. Die Streßreaktion besteht in einer Aktivierung des Sympathikus und der Ausschüttung bestimmter Hormone, die unseren Körper im Sinne einer »Alarmreaktion« auf »Kampf« oder »Flucht« vorbereiten.

Wie wir schon gesehen haben, reagiert der Körper auf einen wahrgenommenen oder eingebildeten Streßreiz mit einer Fülle von körperlichen Veränderungen: Die Wahrnehmung des Streßreizes aktiviert über bestimmte Gehirnbahnen das vegetative Nervensystem, vor allem den Sympathikus, sowie die Hirnanhangdrüse, die Hypophyse. Der Sympathikus schießt seine Impulse vor allem in das Mark der Nebenniere, die dann die Katecholamine Adrenalin und Noradrenalin in den Blutstrom ausschüttet. Die Hypophyse produziert selbst ein Hormon (ACTH), welches etwas später über die Blutbahn ebenfalls bei der Nebenniere landet und dort nicht im Mark, sondern in der Rinde zur Ausschüttung von kortikoiden Hormonen führt, z. B. von Hydrocortison.

In kurzer Zeit befinden sich diese Hormone überall im Körper, wo nun die verschiedensten Wirkungen erzeugt werden: der Herzschlag wird beschleunigt, der Puls verstärkt sich, die Muskeln werden besser durchblutet, Fettreserven werden mobilisiert, die Geschwindigkeit der Muskelreaktionen wird erhöht, und die Blutgerinnung steigt an, was wiederum eine unter Streß erhöhte Gefährdung durch Infarkte bedeutet. Gleichzeitig werden alle für den Moment der Gefahr nicht nötigen Vorgänge gedrosselt: Eingeweide und Haut werden schlechter versorgt, die Verdauung wird sich selbst überlassen, der Aufbau hochwertiger Stoffe wie der Proteine wird verhindert, die Sexualfunktionen werden gehemmt und die Schalter des Gehirns blockiert, damit nicht unnötige Überlegungen angestellt werden.

Zieht sich wie etwa bei chronischem Streß die Unterversorgung des Magens mit Blut über einen längeren Zeitraum hin und kommt es zu einem Anschwellen der Darmschleimhaut, sind Störungen des Verdauungssystems die Folge: Es kann zu Magen- oder Zwölffingerdarmgeschwüren, zur Entzündung der Darmschleimhaut, zu Verstopfung oder Durchfall kommen.

Eine Streßreaktion ist dann überaus sinnvoll, wenn tatsächlich Gefahr droht. Sie hat unser Überleben auf diesem Planeten sichergestellt, die Kraftreserven wurden in Anspruch genommen. Heute sieht die Sache etwas anders aus. Innere Stressoren sind vielfach an die Stelle der äußeren getreten, wir reagieren mit dem »Kampf-Flucht«-Mechanismus auch auf noch imaginäre, nur in der Phantasie existierende Gefahren, wie etwa die »Gefahr«, den Partner zu verlieren oder weniger Geld zu verdienen.

Selye nannte diesen Streß *Distreß:* einen verkehrten, nicht mehr sinnvollen Streß. Der Kampf findet nur noch in der Einbildung statt, und zwar als Folge von Ärger, Frustrationen, Enttäuschung, Erwartungsängsten und dergleichen.

Die wichtigste Erkenntnis der Streßforscher war, daß über einen längeren Zeitraum gleichbleibende emotionale Zustände deutliche und nachhaltige Auswirkungen auf den Körperzustand haben und zu Organschäden und einer Schwächung des körperlichen Abwehrsystems führen können. Als Folgen nicht umgesetzter Streßreaktionen können die unten aufgeführten Erkrankungen gelten:

▷ Mobilisierte Fettsäuren werden zu Cholesterin umgewandelt und direkt in die Gefäßwände eingebaut, was die *Arteriosklerose*-Neigung fördert.
▷ Die Verschiebung des Hormonhaushaltes bewirkt Anomalien im vegetativen Nervensystem, mit erhöhter *Kreislaufbelastung* und *Infarktrisiko* als Folge.
▷ Streß bringt die natürliche, ausgleichende Sexualität ins Ungleichgewicht zugunsten bestimmter Hormongruppen. *Denk- und Lernschwierigkeiten* treten auf, mit weiteren Stressoren wie Frustration bis hin zur *Impotenz* im Gefolge.
▷ Hormonelle Mechanismen erhöhen die Salzsäureproduktion des Magens, der Darm verkrampft sich. Bei entsprechender Neigung können *Magen-* und *Darmgeschwüre* auftreten.
▷ Und schließlich besteht kaum noch ein Zweifel daran, daß chronische Streßreize die Neigung zu *Krebserkrankungen* verstärken, allein schon durch eine Reduzierung der körperlichen Immunabwehr.

Nicht unbedingt größere, lebensverändernde Ereignisse, Konflikte in Ehe und Beruf, sind es, die uns Streß bringen. Meistens sind sie nur das »Tüpfelchen auf dem I« und bringen das ohnehin »volle Faß« zum Überlaufen. Die vielen kleinen Ärgernisse des täglichen Lebens, erlebt und subjektiv als solche empfunden von Menschen mit einer bestimmten Charakterstruktur, sind es, die langfristig den Streß verursachen: Die Aufregung des Autofahrers in einem Verkehrsstau, eine von ihren Kindern in Rage gebrachte Mutter, Verspätung bei einem verabredeten Termin, frustrierende berufliche Besprechungen, eine unbefriedigende berufliche Aufgabe, ein permanent konfliktreiches Eheleben. Die Wahrnehmung und die Reaktion auf gewöhnliche Alltagsärgernisse sind sehr subjektiv. Sie hängen von der jeweiligen Persönlichkeit, dem Bewußtseinsgrad, der Herkunft und Ausbildung der Person ab. Über einen längeren Zeitraum hinweg gleichbleibende emotionale Zustände wirken sich jedoch immer nachhaltig auf unseren Körperzustand aus.

Untersuchungen einer Ärztegruppe um den Psychosomatiker Arthur Jores über Distreß und psychosomatische Krankheiten kamen zu dem Schluß, daß Partnerereignisse zu 40 Prozent, Berufsereignisse zu 33 Prozent, Familienereignisse zu 23 Prozent und finanzielle Schwierigkeiten zu vier Prozent als Auslöser wirken.

Ein eintöniger Arbeitsplatz, harter Konkurrenzkampf und unbefriedigende Arbeit sind chronische Streßreize. Dagegen gilt: Wohl dem, der sich körperlich anstrengt. Körperliche Arbeit und Sport entstressen! Anfällig für psychosomatische Krankheiten, und indirekt auch für Verdauungsstörungen, sind besonders all jene Menschen, denen es nicht möglich ist, Emotionen motorisch abzureagieren und sich in einem natürlichen Spannungs-Entspannungs-Rhythmus zu bewegen.

Psychosomatische Störungen

Der Psychosomatiker Frederick Mathias Alexander hat die Störungen der vegetativen Funktionen in zwei Hauptkategorien eingeteilt. Zur ersten Gruppe zählen danach die vegetativen Störungen, die von einer Dauerregung des sympathischen Nervensystems herrühren. Psychische Stressoren versetzen unseren Organismus in Alarm- und Kampfbereitschaft, der »Kampf« findet aber infolge der Hemmung aversiver und aggressiver Impulse nie statt. Wut, Aggression und Sexualität werden gestaut. Niemand haut mal auf den Tisch, erhebt die Stimme und »verschafft sich Luft«. Wohlgemerkt ist mit Abreagieren kein explosives Dampfkochtopf-Gehabe gemeint, bei dem »kein Auge trocken bleibt«, sondern ein frühzeitiger Ausdruck der Emotionen im Moment ihres Entstehens. Gelingt dies nicht, kommt es zu einer Übererregung hinter der Fassade äußerer Beherrschtheit. Dieser Typus entspricht in etwa dem Sympathikotoniker.

Zur zweiten Gruppe rechnet Alexander emotionelle Störungen, die durch ein verstärktes Zurückziehen gekennzeichnet sind. Man wendet sich hilfesuchend von der Situation ab, anstatt der unangenehmen Realität ins Auge zu sehen. Nicht einmal im Ansatz wird »gekämpft« oder »geflüchtet«, man stellt sich einfach »tot«. Wird das aktive Hilfesuchen durch irgendwelche Umstände (etwa übermäßiger Stolz) blockiert, wird der parasympathische Zweig des vegetativen Nervensystems dauerstimuliert.

Beiden Gruppen gemeinsam ist das chronische Ungleichgewicht des vegetativen Nervensystems. Hinzu kommen oft noch entsprechende Faktoren der Lebensweise (oft indirekte Streßsymptome) wie übertriebener Kaffee- oder Cola-Genuß, der das sympathische aktivierende Nervensystem stimuliert oder einseitige basische (Parasympathikus) oder saure (Sympathikus) Ernährung, Stressoren wie Nikotin und Alkoholmißbrauch, Schlafmangel und Überernährung tun ein übriges. Das alles kommt natürlich nicht von ungefähr, sondern ist meistens durch die langen Jahre unserer Erziehung, durch eigene Bequemlichkeit fest in uns verankert.

Bei aller Bedeutsamkeit der vorgenannten Aspekte muß allerdings eingeschränkt werden, daß es zwar zu Krankheiten und Verstauungsstörungen kommen kann, aber nicht muß. Weist jemand die erwähnten Strukturen auf, spricht man von einer »Risikopersönlichkeit«. Durch folgende Entwicklung wird sie charakterisiert:

▷ Erziehung und Vorbilder führen zu einer Hinwendung zu schädlichen Gewohnheiten: Rauchen, Trink- und Eßgewohnheiten, Medikamentenmißbrauch und andere Suchterscheinungen bzw. Süchtigkeiten.
▷ Das Niveau emotionaler Erregbarkeit übersteigt ein normales Maß, mit risikoträchtigen körperlichen Begleiterscheinungen. Erlebnisse als Kind prägen späteres Erwachsenenverhalten und lassen uns in vielen Situationen unangemessen reagieren. Man denke nur an das weit verbreitete Rivalitäts- und Konkurrenzverhalten, das in keinem Verhältnis mehr zu dem tatsächlich Erreichbaren steht.
▷ In der Folge kommt es zu weiteren organischen Risiken: durch Bewegungsmangel zu Haltungsschäden und Übergewicht; durch häufige emotionale Blutdruckanstiege zu Gefäßveränderungen.
▷ Emotionale Erfahrungen wie Angst oder Aggression lösen immer wieder gleiche Verhaltensmuster aus, die tief im Unterbewußtsein verankert werden.

Aus all dem folgt, daß neben ererbten Faktoren auch soziale, umweltbedingte Faktoren und die jeweils eigene psychische Verarbeitungs-»Methode« ursächlich an der Entstehung von Krankheiten beteiligt sind.

Folgendes Schema ließe sich (nach Jores) entwerfen: Unsere Umwelt wirkt auf die ererbten Bedingungen ein, in Form akuter Einflüsse und durch Erfahrungen und schicksalshafte Gegebenheiten. Aus der spezifischen Zusammensetzung dieses Einfluß-»Cocktails« kann sich eine Risikopersönlichkeit entwickeln, die schließlich besonders empfindlich auf Umwelteinflüsse, Streß etc. reagiert. Daraus können sich wiederum psychosomatische Reaktionen ergeben, die ihrerseits die Streßwirkung der Umwelteinflüsse verstärken. Krankheit ist dann oft die »logische« Folge. Unklar ist den Wissenschaftlern allerdings nach wie vor, wie es jeweils zur »Organwahl« kommt. Warum also der eine an einem Magengeschwür erkrankt, während der andere mit Kopfschmerzen zu kämpfen hat.

CHECKLISTEN

Diagnostischer Wegweiser

Wir haben schon angedeutet, wie wichtig eine genaue Abklärung möglicher körperlicher Ursachen von Verdauungsstörungen ist, zumindest soweit sie ein Arzt vornehmen kann. Der folgende Fragenkatalog ist als Vorabklärung gedacht, die auf den Besuch beim Arzt vorbereiten soll. Sie können ihn ausfüllen, heraustrennen/kopieren und dem Arzt Ihres Vertrauens vorlegen.

1. Seit wann leiden Sie unter Ihren jetzigen Beschwerden?

   ....

   ....

2. Versuchen Sie, die Art Ihrer Beschwerden möglichst genau zu beschreiben, ohne dabei zu unter- oder übertreiben. (Wo treten sie auf? Regelmäßig? Anfallartig? Stärke?)

   ....

   ....

   ....

3. Wie ernähren Sie sich? (Kantinenkost? Ausgewogen? Wie sieht es mit den Ballaststoffen aus?)

   ....

   ....

   ....

4. Treiben Sie Sport, wenn ja, seit wann? Bewegen Sie sich regelmäßig? Wie oft?

   ....

   ....

5. Gab es zur Zeit des ersten Auftretens Ihrer Beschwerden besondere Ereignisse? (Ernährungsumstellung? Veränderungen im Lebensrhythmus? Persönliche oder berufliche Veränderungen? Psychische Belastungen?)

....

....

....

6. Unter welchen Umständen verändern, verbessern oder verschlechtern sich Ihre Beschwerden?

....

....

....

7. Haben sich Ihre Beschwerden seit dem ersten Auftreten verändert? Wie?

....

....

....

8. Wenn Sie Schmerzen haben: Wo genau sind sie lokalisiert, strahlen sie aus oder bleiben sie punktuell?

....

....

....

9. In welchem Rhythmus kommt es zu Stuhlentleerungen? Farbe? Konsistenz?

....

....

....

10. Auch wenn Sie ihnen bisher nur wenig Beachtung geschenkt haben: Welche weiteren Symptome lassen sich beobachten?

....

....

11. Welche schweren Erkrankungen haben Sie bisher durchgemacht?

. . . .

. . . .

. . . .

. . . .

12. Gibt es in Ihrer Familie eine Neigung zu bestimmten Erkrankungen? Wenn ja, zu welchen?

. . . .

. . . .

13. Beantworten Sie sich selbst ehrlich die Frage: Was nützt Ihnen die Krankheit?

. . . .

Bitte vergessen Sie nicht: Gehen Sie immer zum Arzt, wenn Sie schwerere Symptome bzw. leichtere, aber ständig wiederkehrende Beschwerden wie etwa Sodbrennen haben.

Psychosomatischer Steckbrief

Gebrauchsanweisung

Wenn Sie sich an diesen Test machen, vergessen Sie bitte alle »Tests«, denen Sie sich bisher in Ihrem Leben unterzogen haben. Es geht hier nicht um »gute Noten«, um meß- und zählbare Leistung, um »Bewertung«. Sie stehen nicht auf einem unsichtbaren Prüfstand, der ein unfehlbares Urteil über Ihren Charakter ausspuckt. Wir sind keine Astrologen, und wir wollen keine Charaktereigenschaften »festschreiben«.

Machen Sie diesen Test alleine, ohne »Hilfe«, ohne Aufsicht, ohne sich unter Druck zu setzen, ohne Streß. Suchen Sie sich ein gemütliches Plätzchen, wo Sie eine Weile ungestört sein können. Nehmen Sie sich Zeit!

Vor allem aber beachten Sie eines: Sie werden niemals und unter keinen Umständen von diesem Test irgend etwas profitieren können, wenn Sie nicht aufrichtig antworten! Aufrichtigkeit ist das einzige, was hier zählt. Nur wenn Sie ehrlich mit sich selbst umgehen, können Sie aus der Beantwortung der Fragen Gewinn ziehen. Dieser Gewinn liegt nicht im »demütigen« Akzeptieren der »Auswertung« verborgen. Er findet sich in der Auseinandersetzung mit der Frage und der Antwort, die Sie ausschließlich sich selbst und sonst niemandem geben.

Lesen Sie in Ruhe die Fragen, antworten Sie, zählen Sie die Punkte zusammen, lesen Sie die Auswertung. Danach kommt der wichtigste Teil: Lesen Sie die Ja-Nein-Aussagen noch einmal und stellen Sie sich dabei vor, ein anderer Mensch, eine andere Frau oder ein anderer Mann, hätte sie gegeben! Versuchen Sie, sich diesen Menschen vorzustellen. Werfen Sie dann einen Blick auf sich selbst mit beobachtender Distanz, ohne wertendes Urteil! Wenn Ihnen diese vorurteilsfreie Beobachtung gelingt, haben Sie einen der wichtigsten Schritte überhaupt unternommen, um ihre Krankheit an der Wurzel zu packen.

Um Ihnen die Beobachtung zu erleichtern, haben wir die Aussagen so formuliert, daß Ihnen die nötige Distanz leichter fällt: Die Rede wird sein von einem Menschen (männlich oder weiblich), dem Sie mit Ihren Antworten Leben einhauchen. Er steht zunächst zur »Diskussion«, nicht Sie.

STECKBRIEF

Alter	*Punkte*
18–30	5
31–40	7
41–50	8
51–60	7
darüber	3
Ernährungsgewohnheiten	
2–3 normale Mahlzeiten pro Tag	0
2–3 große Mahlzeiten pro Tag (mindestens zwei warme)	5
2–3 normale Mahlzeiten mit kleinen »Zwischendurchnaschereien«	7
viele kleine Mahlzeiten unregelmäßig über den Tag verteilt, in Hektik eingenommen	10
Alkohol	
wenig oder keiner	0
normal	3
zuweilen größerer Konsum	5
regelmäßig größerer Konsum	7

Summe...

	Übertrag	...
Nikotin		
er raucht nicht		0
er hat einmal geraucht		3
Pfeifenraucher		4
Zigarettenraucher		
1–10 pro Tag		5
11–20 pro Tag		7
darüber		10
Körperliche Bewegung		
regelmäßig und viel		0
unregelmäßig und viel		2
regelmäßig und wenig		2
kaum		5
Lebensrhythmus		
regelmäßige Arbeits- und Freizeit		0
unregelmäßige Arbeitszeit		4
Arbeit unter Zeitdruck und Streß		10
Viele Reisen mit Klima- und Zeitverschiebungen		12

	Ja	*Nein*
1. Schuldgefühle, schlechtes Gewissen, Skrupel sind Fremdworte für ihn.	0	3
2. Er kann sich nicht daran erinnern, wann er das letzte Mal so sehr gelacht hat, daß ihm die Tränen kamen.	3	0
3. Oft ist ein Ausflug mit der Familie »stressiger« als seine Arbeit.	4	0
4. Verdienen tut er gerade, was er für sich und seine Familie zum Leben braucht, manchmal weniger.	3	0
5. Wenn er etwas verschenkt, erwartet er zumindest Dankbarkeit.	3	0
6. Er schläft gut ein und durch.	0	3
7. Er nimmt sich viel zu Herzen.	4	0
8. Wenn er vor vielen Menschen sprechen muß, wird er rot.	1	0
9. Er besitzt die Fähigkeit, seinen Ärger hinunterzuschlucken.	5	0
10. Die meisten der Aufgaben, die ihm gestellt werden, »schüttelt er aus dem Ärmel«.	0	1
11. Manchmal sagt er Dinge, die er später bereut.	2	0
12. Selbst wenn sich alles gegen ihn verschworen hat, läßt er den Mut nicht sinken.	0	1
Summe	...	...

	Übertrag	...	...
13.	»Wie soll das alles noch weitergehen«, ist ein Satz, den man von ihm häufiger zu hören bekommt.	5	0
14.	Er kann sich nicht erinnern, wann er das letzte Mal geweint hat.	1	0
15.	Liegt er abends einmal wach im Bett, sind Probleme und Sorgen das häufigste »Thema«, um das seine Gedanken kreisen.	5	0
16.	»Man muß sich schließlich damit abfinden, daß ...«: So fangen manche seiner Sätze an.	2	0
17.	Bei allen seinen Freunden und Bekannten ist er besonders wegen seiner Umgänglichkeit und Nachgiebigkeit beliebt.	4	0
18.	Morgens fühlt er sich oft schlapp und lustlos.	3	0
19.	Zu seinen angenehmsten Eigenschaften zählt, daß er nicht nachtragend ist.	0	4
20.	Zeitdruck macht ihm nichts aus.	0	3
21.	Manchmal bleibt ihm der Bissen im Halse stecken vor Wut.	3	0
22.	Über Menschen, die sich wegen jeder Kleinigkeit schwarz ärgern, kann er nur lachen.	0	2
23.	Vieles, was man heute so in den Zeitungen liest, geht ihm an die Nieren.	3	0
24.	»Wer wagt, gewinnt« ist ein Sprichwort, das von ihm stammen könnte.	0	2
25.	Wenn er einmal deprimiert ist, dann neigt er dazu, sich kulinarischen Genüssen hinzugeben.	3	0
26.	Probleme löst er lieber alleine.	2	0
27.	Oft sagt er Ja, wenn ihm in Wirklichkeit nach einem klaren Nein zumute ist.	4	0
28.	Wenn ihm etwas nicht paßt, dann hält er mit seiner Meinung nicht hinterm Berg, auch wenn er sich dabei »blaue Flecken« holt.	0	2
29.	Herrschsucht kann man ihm nicht nachsagen.	0	2
30.	Sexuelle Probleme sind ihm fremd.	0	5
31.	Man kann nicht sagen, daß er eine streng religiöse Erziehung »genossen« hat.	0	2
32.	Wenn er in Gesellschaft ist, vermeidet er es, sich in den Mittelpunkt zu stellen.	2	0
33.	Es fällt ihm leicht, seinem Partner die Treue zu halten.	0	3
34.	Hilfsbereitschaft und Uneigennützigkeiten gehören zu seinen besten Eigenschaften.	0	1
35.	Von seiner Umwelt anerkannt zu werden, ist ihm ein besonderes Anliegen.	5	0
36.	Wenn er ungerecht behandelt wird, kann er stinksauer werden.	3	0
	Summe	...	...

	Übertrag	...	...
37.	Zu seinen Eltern hat er ein gutes Verhältnis.	0	5
38.	Er nimmt regelmäßig Medikamente.	4	0
39.	Er ist bei seinen Vorgesetzten sehr beliebt.	0	4
40.	Er ist bei seinen Untergebenen sehr beliebt.	0	2
41.	Beliebt sein ist ihm wichtig.	4	0
42.	Kritik verträgt er gut.	0	3
43.	Manchmal hat man ihn schon als Geizhals bezeichnet.	3	0
44.	In vielen Situationen hat er Rückgrat bewiesen.	0	2
45.	Viele Menschen bewundern sein Selbstvertrauen.	0	2
46.	Manchmal beschleicht ihn das Gefühl, im Leben ein Versager zu sein.	4	0
47.	Die Beziehung zu seinem Partner betrachtet er als befriedigend.	0	5
48.	Man hält ihn für schüchtern, aber nur deshalb, weil niemand in sein Herz schauen kann...	3	0
49.	In kitzligen Situationen stockt ihm manchmal der Atem.	2	0
50.	In Gesellschaft ihm fremder Menschen fühlt er sich unwohl.	2	0
51.	Er war ein Einzelkind.	2	0
52.	Selbstzweifel sind ihm fremd.	0	3
53.	Nach einem Streit mit ihm kommt es meist rasch zu einer Versöhnung.	0	3
54.	Wenn Freunde sich bei ihm Geld leihen wollen, gibt er gerne, wenn er es sich leisten kann.	0	3
55.	Übermäßigen Ehrgeiz kann man ihm nicht nachsagen.	0	3
56.	»Egoist« nennt man ihn selten.	0	2
57.	Manchmal fühlt er sich so unter Druck wie ein Dampfkochtopf, aber er läßt sich nichts anmerken.	4	0
58.	Seine Eltern sind stolz darauf, daß er schon früh »sauber« war.	3	0
59.	Unter allen Umständen möchte er die Kontrolle über sich selbst behalten.	4	0
60.	Kürzlich hat er einen Schicksalsschlag hinnehmen müssen.	4	0
61.	Nur selten geschieht es, daß er seine Pläne nicht verwirklichen kann.	0	4
62.	»Seine Schäfchen ins trockene bringen«: ein Leitsatz, der von ihm stammen könnte.	3	0
63.	Sprüche, die von ihm öfters zu hören sind:		
	»Da steigt mir die Galle hoch!«	4	0
	»Das ist mir auf den Magen geschlagen«	4	0
	»Ich sag' Dir, ich hatte die Hosen gestrichen voll!«	3	0
	»Also, daran hatte ich schwer zu schlucken.«	3	0
	»Ich hab's satt, ich finde es zum Kotzen!«	4	0
	»Ich weiß nicht, ob sich die Investition von Gefühlen lohnt...«	5	0
	Summe	...	...

	Übertrag	...	...
	»Eine Hand wäscht die andere. Die Gegenleistung muß stimmen.«	4	0
	»Da konnte ich mich so richtig austoben.«	0	3
	»Vertrauen ist gut, Kontrolle ist besser.«	2	0
	»Ich könnte mir ein Loch in den Bauch ärgern!«	4	0
	»Da bleibt mir die Spucke weg!«	2	0
64.	Zu seinen geheimsten Gedanken zählen:		
	»Liebe heißt Geben, auf Nehmen habe ich kein Recht.«	5	0
	»Eigentlich bin ich der Größte; schade nur, daß es niemand merkt.«	4	0
	»Ich habe zwar viele Freunde, aber wirklich verlassen kann man sich nur auf sich selbst.«	5	0
	»Wenn die Leute nur wüßten, wie ich wirklich bin, würden sie mich mehr schätzen.«	4	0
	»Lieber warte ich, bis die Umstände für mich entscheiden, bevor ich selbst das Heft in die Hand nehme.«	5	0
	»Man merkt es mir nicht an, aber oft fühle ich mich total überfordert.«	5	0
	»Also am liebsten würde ich es mal allen so richtig zeigen, aber man weiß ja nie, was dann passiert.«	4	0
	»Der Neid frißt mich noch mal auf...«	4	0
	»Ich habe im Leben nicht viel versäumt«	0	3
	»Ich habe immer das Gefühl, ich müßte etwas Wichtiges von mir hergeben, bevor man mich mag oder akzeptiert.«	5	0
	»Man muß sich selbst was gönnen im Leben, wenn es schon kein anderer tut.«	3	0
	»Der Sinn des Lebens besteht im Lernen, und das ist an keiner Schule möglich, sondern nur durch eigene Erfahrung.«	0	5
	»Mein Wahlspruch: Die Faulheit der Jugend ist die Generalprobe für die Unfähigkeit im Alter.«	0	4
65.	Tests wie dieser machen ihm immer ein mulmiges Gefühl in der Magengrube.	5	0
66.	Er ist ein Mensch mit Charakter, man kann sich darauf verlassen, daß er auch in zehn Jahren noch derselbe ist.	4	0
	Gesamtsumme:	...	...

AUSWERTUNG

Die Punktzahl, die Sie bei diesem Test erreicht haben, macht eine Aussage darüber, wie hoch die Wahrscheinlichkeit ist, daß die Ursache ihrer Krankheit bzw. Ihrer Verdauungsstörungen in ihrer Psyche zu suchen ist. Beziehungsweise –

wenn Sie sich gegenwärtig gesund fühlen – wie fruchtbar der Nährboden ihres Seelenlebens für Krankheiten im allgemeinen ist, wie schädlich ihre Denk- und Gefühlsmuster für Ihre körperliche Gesundheit sind. Sie erfahren im folgenden auch, welche Maßnahmen therapeutischer oder therapiebegleitender Natur in Ihrem Fall am vielversprechendsten sind.

Bis zu 120 Punkte:

Ihre Situation: Wenn Sie die Fragen ehrlich beantwortet haben, können wir Sie nur beglückwünschen: Ihre Psyche ist ein schlechter Nährboden für Krankheiten aller Art. Man könnte es so formulieren: Sie haben keinen »Bedarf« für sie.

Therapievorschläge:

▷ Wenn Sie dieses Buch gekauft haben oder geschenkt bekamen, weil Sie unter Störungen Ihres Verdauungssystems leiden, sollten Sie sich zuallererst um eine ärztliche Abklärung möglicher körperlicher Ursachen bemühen.

▷ Interessant könnten für Sie vor allem die Sofortmaßnahmen (siehe S. 58) und auch das »Vorbeuge-Programm« (siehe S. 74) sein. Möglicherweise finden Sie heraus, in welchen Punkten Sie gegen ein harmonisches Funktionieren Ihres Körpers »sündigen«. Unsere Vermutung ist, daß Sie selbst die Ursachen Ihrer Beschwerden genau kennen, sie aber bisher mehr oder weniger »in Kauf genommen« haben.

▷ Lesen Sie trotzdem das Kapitel »Medizin für die Psyche« (siehe S. 124) genauer. Nahrung dieser Art ist nie überflüssig, im Gegenteil: Gesundheit ist keine Selbstverständlichkeit und keine statische, unbewegliche Angelegenheit. Sie ist eine Startrampe für einen sehr langen Flug.

120 bis 200 Punkte:

Ihre Situation: Wir gratulieren! Auf der Stufenleiter des »ganz normalen Wahnsinns« nehmen Sie einen komfortablen Mittelplatz ein. Normal deshalb, weil die meisten von uns in der heutigen Zeit kaum eine Chance haben, dem Alltagsstreß zu entgehen bzw. ein natürliches, gesundes und vor allem freundschaftliches Verhältnis zu unserem Körper und zu unseren Mitmenschen zu entwickeln. Eine normale körperliche Konstitution vorausgesetzt, ist die Wahrscheinlichkeit, daß Krankheiten bei Ihnen eher psychische Ursachen haben, nicht größer als bei den meisten Ihrer Mitmenschen. Was soviel bedeutet wie: relativ hoch.

Therapievorschläge:

▷ Wenn Sie unter chronischen oder regelmäßig wiederkehrenden Verdauungsbeschwerden leiden: Gehen Sie zu einem Arzt, der Ihr volles Vertrauen genießt. Untersuchungen der Universität Stanford/USA haben ergeben, daß ein Heilungserfolg viel wahrscheinlicher ist, wenn das Verhältnis zum behandelnden Arzt vertrauensvoll und freundschaftlich ist, unabhängig von der angewandten Therapiemethode.

▷ Nehmen Sie sich das Kapitel »Medizin für die Psyche« (S. 124) vor und arbeiten Sie damit: Machen Sie es sich nicht einfach, gehen Sie nicht über Teile achtlos hinweg, die Sie »nicht verstehen« – dort liegt meist der geistige Stoff verborgen, der Ihnen am meisten helfen könnte, gegen dessen Verständnis sich Ihr »Ego« wehrt.

▷ Beobachten Sie sich genau und beantworten Sie sich die folgenden Fragen: Unter welchen äußeren Umständen werde ich krank? Wie reagiert meine Umgebung, wenn ich krank werde, und welchen »Nutzen« ziehe ich daraus? Weiche ich etwa vor irgend etwas aus?

▷ Besorgen Sie sich die Bücher, die wir im Index zum Kapitel »Medizin für die Seele« empfehlen! Wir halten sie für äußerst wertvoll, um beim »Unternehmen Selbsterkenntnis« einen Schritt weiterzukommen. Ein Schritt, der vor allen anderen kommen sollte, abgesehen natürlich von den notwendigen Sofortmaßnahmen.

Über 200 Punkte:

Ihre Situation: Wenn Sie die Fragen ehrlich beantwortet haben, können Sie sich wahrscheinlich schon vorstellen, was jetzt kommt: nichts, was Sie nicht schon wüßten. Sie sind ein guter »Bauer«. Das Feld, das Sie bestellen, ist ein hervorragender Nährboden fürs Krankwerden und Kranksein, und wenn Sie sich bisher erst mit diversen Wehwehchen herumschlagen müssen, dann nur deshalb, weil Sie wahrscheinlich eine bärenstarke Konstitution besitzen.

Sie führen ein Leben, das mit dem Inneren eines Dampfkochtopfs vergleichbar ist: Der Druck ist sehr hoch. Es muß nicht gleich zu Explosionen kommen, das hängt von vielen Faktoren ab, wie etwa Lebensgewohnheiten und Erbfaktoren, aber es nicht unwahrscheinlich!

Therapievorschläge:

▷ Ganz besondere Aufmerksamkeit sollten Sie dem Kapitel »Medizin für die Psyche« (S. 124) widmen. Arbeiten Sie damit. Lassen Sie Ihre Phantasie spielen, machen Sie sich die Texte »zu eigen«.

▷ Setzen Sie sich mit einem guten Freund zusammen und besprechen Sie die Texte aus diesem Kapitel gemeinsam. Tauschen Sie sich aus. Sie wissen ja: den Splitter im Auge des anderen zu erkennen, fällt leichter, als den Balken im eigenen Auge zu sehen.

▷ Wenn Sie jemanden sagen hören »Reiß Dich zusammen!«, ignorieren Sie ihn. Den Teufel mit dem Beelzebub auszutreiben ist nicht die Lösung.

▷ Wenn Sie so sehr unter Schmerzen zu leiden haben, daß Ihr »Funktionieren« im Alltag bedroht ist, sollten Sie eventuell das Erlernen von Autogenem Training oder eine Psychotherapie (Gesprächstherapie) ins Auge fassen. Vergessen Sie das Vorurteil, Psychotherapie-Patienten seien »nicht ganz richtig im Kopf«. Eine Psychotherapie ist kein Werturteil über einen Menschen, genausowenig wie sein Kontostand! Es ist ein Zeichen dafür, daß ein Mensch mit den vielen krankmachenden Faktoren unserer Zeit, die entweder von außen auf ihn einströmen oder sich in ihm als Denk- und Gefühlsmuster festgefressen haben, nicht mehr allein zurechtkommt. Und das ist in den meisten Fällen eher ein Zeichen für eine höhere Sensibilität als für eine »Schwäche«.

▷ Schmökern Sie in den Büchern, die wir im Index an das Kapitel »Medizin für die Seele« (S. 140) empfehlen. Sie können sich für Sie als eine Schatztruhe für konstruktive und gesundmachende Anstöße erweisen.

THERAPIE ANGEBOTE

Was man sofort tun kann
Reizmagen und Magenentzündung
Verstopfung · Durchfall · Blähungen
Reizdarm · Sodbrennen

Vorbeuge-Programm
Wasser, Licht und Luft · Bewegung
Lebensweise · Entspannung

Ernährungs-Fahrplan
Bausteine einer gesunden Ernährung
Aus Vernunft: Vollwertkost · Ballaststoffe:
Balsam für die Verdauung · Diäten und
Fastenkuren · Heilkraft der Gewürzkräuter

Medizin für die Psyche
Chronische Verstopfung · Erkrankungen
der Gallenblase · Magenerkrankungen
Chronischer Durchfall · Fettsucht

WAS MAN SOFORT TUN KANN

Stichwort Eigeninitiative

Jede Krankheitstherapie, jedes helfende Eingreifen in den Organismus eines Menschen sollte sich dem »ganzen« Menschen widmen. Nur dann verspricht eine Therapie dauerhaften Erfolg.

Keine Krankheit existiert »im luftleeren Raum«, sie wächst und gedeiht auf einem vielfarbigen Nährboden, der aus den verschiedenartigsten Bestandteilen zusammengesetzt ist: aus eingefleischten Gewohnheiten und automatisierten Verhaltensmustern, falscher Ernährung und zu wenig Bewegung, Raubbau an körperlichen und geistigen Kräften und vielem mehr.

Einen ganz wichtigen Schritt in Richtung jenes dynamisch-lebendigen Zustandes, auch »Gesundheit« genannt, haben Sie dann unternommen, wenn Sie sich aktiv mit der Krankheit auseinandersetzen. Sich selbst kennenlernen bedeutet gleichzeitig, mit dem Arzt zusammenzuarbeiten und von seiner Therapie im Sinne eines dauerhaften Erfolges profitieren zu können.

An der Mehrarbeit und Eigeninitiative mangelt es leider am meisten. Die weitverbreitete Ansicht, daß die »Krankenkasse ja alles bezahlt«, trägt auch nicht geradezu dazu bei, die Auseinandersetzung mit der eigenen Krankheit zu fördern. Und so begibt man sich oft – mehr oder weniger vertrauensvoll – in die Hände der Gesundheitsmaschinerie mit der Überzeugung: »Ich selbst kann ja nichts tun, macht ihr mich gesund!« Viele Patienten befolgen dann noch nicht einmal die Anweisungen des Arztes, nehmen Tabletten nicht in der vorgeschriebenen Dosierung ein – was Statistiken mehr als zur Genüge beweisen.

Denken Sie auch bei all unseren Ratschlägen daran: Niemand kann mehr für Sie tun als Sie selbst!

Grundregeln und Grenzen der Selbstbehandlung

Grundsätzlich findet die Selbstbehandlung ihre Grenzen dort, wo eine ernsthafte Erkrankung vorliegt, ganz gleich, ob Sie mit Tees, Akupressur oder anderen naturheilkundlichen Methoden arbeiten. Auch regelmäßig wiederkehrende, leichte Beschwerden sollten nicht immer wieder unterdrückt und auf die leichte Schulter genommen werden, weil die zugrundeliegende Funktionsstörung verschleppt werden könnte. Das gilt natürlich auch für die verschiedenen Arten von Verdauungsstörungen: Verstopfung, Durchfall, Blähungen, Sodbrennen etc. Lassen Sie sich lieber einmal zuviel als zuwenig untersuchen – was aber bitte nicht in Hypochondrie oder ängstliche Selbstbeobachtung ausarten sollte!

Dieses Buch wäre andererseits nicht geschrieben worden, wenn der Spielraum für eine Selbstbehandlung nicht doch größer wäre, als uns das manche Ärzte glauben machen wollen und auch wie uns das unsere eigene Bequemlichkeit oft vermittelt.

Wenn Sie bei Beschwerden der Verdauungsorgane zum richtigen Mittel greifen, können Sie oft dauerhafte Erfolge verbuchen. Im folgenden wollen wir Ihnen einige Methoden und Mittel an die Hand geben, mit denen Sie den leichteren Formen von Verdauungsstörungen wirksam selbst begegnen können: Neben der obligatorischen Ernährungsumstellung (siehe auch »Heilkraft der Gewürzkräuter«, S. 120) sind dies vor allem Gymnastik- und Bewegungsübungen sowie die Akupressur.

Akupressur bei Verdauungsstörungen

Neben der Akupunktur zählt die Akupressur zu den wesentlichen Bestandteilen fernöstlicher Medizin. Durch gezielte Massage einzelner oder mehrerer Punkte auf der Körperoberfläche sollten Krankheiten günstig beeinflußt, Beschwerden gelindert werden. Richtige Anwendung vorausgesetzt, kann sich auch ein Laie bei Verdauungsstörungen mit Hilfe von Akupressur Erleichterung verschaffen. Die behandlungsbedürftigen Punkte sind im folgenden genau angegeben.

Akupressurpunkte liegen oft in Hautfalten, in Vertiefungen oder Muskelansätzen. Sie haben die richtige Stelle dann gefunden, wenn bei äußerer Einwirkung Schmerz, Spannung, Kälte- oder Wärmegefühl auftritt bzw. wenn Sie eine leichte Verhärtung ertasten können.

Gedrückt wird jeweils mit Daumen-, Fingerkuppen oder mit der ganzen Handfläche in einer Stärke von etwa drei Kilopond. Sie können eine Waage zu Hilfe nehmen, um ein Gefühl für diese Druckstärke zu entwickeln.

Falls im folgenden nicht anders angegeben, sollten Sie etwa fünf Sekunden lang, nicht zu schnell und senkrecht zur Hautoberfläche drükken. Die Punkte sind spiegelverkehrt auf beide Körperhälften verteilt. Behandeln Sie immer beide Punkte. Stoßen Sie auf schmerzhafte Punkte, sollten Sie ihnen erhöhte Aufmerksamkeit schenken; sie sind immer therapiebedürftig. Je nach Dauer der Beschwerden wenden Sie die Behandlung ein- bis zweimal täglich an. Wenn sie sofort anschlägt, eine unmittelbare Besserung spürbar wird, dann ist sie auch erfolgversprechend.

Achten Sie auf kurze Fingernägel und entspannen Sie sich während der Behandlung. In folgenden Fällen ist Akupressur nicht ratsam:

▷ bei gespannter Bauchdecke (mögliche Abwehrspannung durch Blinddarmreizung und andere Erkrankungen),
▷ kurz vor oder nach dem Essen,
▷ während der Schwangerschaft oder Menstruation,
▷ bei Infektionen, Vergiftungen, Geschwülsten oder anderen Krankheiten, bei denen sich giftige Stoffwechselprodukte im Körper ansammeln,
▷ wenn Beschwerden in das Stadium einer ernsten Erkrankung übergehen. Hier ist der Gang zum Arzt oder Heilpraktiker angezeigt. Akupressur kann dann allerdings als unterstützende Therapie angewandt werden.

Reiben Sie nach der Akupressur einige Male mit den Handflächen über die mit sanftem Druck massierten Stellen und machen Sie abschließend einige lockere und lockernde Bewegungen; beugen Sie beispielsweise Ihren Körper sachte vor und zurück, heben und senken Sie Ihre Schultern.

Reizmagen und Magenentzündung

Bei einer chronischen Magenentzündung ist die Dauerdiät mit dem Arzt abzusprechen. Das regelmäßige Einnehmen von unnatürlichen Säure-Neutralisier-Mitteln ist kein Heilweg – im Gegenteil: der Magen verlangt nach und nach immer höhere Dosen und produziert immer größere Säuremengen. Die Behandlung eines Magengeschwürs gehört ebenfalls in die Hände eines Arztes. Die Forschung nach seinen Ursachen sollten Sie jedoch nicht allein ihm überlassen, der Grund dafür sollte Ihnen inzwischen klar sein.

Grundsätzlich gilt bei diesen beiden Arten von Verdauungsstörungen: Wünschenswert und therapiebegleitend sind eine Harmonisierung der Lebensweise und damit des gestreßten Nervensystems, Entspannung, ausreichend Schlaf, ein täglicher Spaziergang an der frischen Luft, langsam essen und gründlich kauen, gleichmäßige Wärmezufuhr sowie Teefasten.

Die Nahrung sollte säurebindende Bestandteile enthalten: milde Rohsäfte, Vollkorn, Schleim, beruhigende Kräutertees. Empfehlenswerte Gemüsesäfte sind Karotten, Rote Rüben, Sellerie, Tomaten und besonders Kohl. Speziell säurebindend wirken Kartoffelsaft, Leinsamenschleim, Milch und Heilerde. Milde Obstsäfte werden hergestellt aus Trauben, Bananen, Äpfel und Melone.

Verstopfung

In vielen Fällen akuter Verstopfung genügt es, ballaststoffreiche Kost zu sich zu nehmen, um eine kurzfristige Wirkung zu erzielen – allerdings sollte Blähendes wie Kohl oder Hülsenfrüchte vermieden werden. Wenn eine kombinierte Behandlung aus richtiger Ernährung, Bewegung, gymnastischen Übungen und Akupressur nach etwa zwei Wochen keine anhaltende Wirkung zeigt, sollte unbedingt der Arzt konsultiert werden. Und achten Sie bitte auf eines: Selbstverständlich wird eine erfolgreiche Behandlung nur dann von Dauer sein, wenn Sie auch später auf eine verdauungsfördernde Ernährung (siehe S. 109) achten!

Abführmittel: mehr Schaden als Nutzen

Die Verordnung von Abführmitteln über einen längeren Zeitraum ist ein ärztlicher Kunstfehler. Normalerweise dauert es einige Wochen, bis sich nach einem Absetzen des Mittels die normale Darmtätigkeit wieder einstellt. Meistens genügt es in dieser Zeit, regelmäßig Kleie oder Leinsamen einzunehmen. Sollten jedoch die im folgenden genannten Methoden bei einer akuten Verstopfung oder nach dem Absetzen von Abführmitteln nicht anschlagen, können Sie getrost zu einem altbewährten Mittel greifen, der Klistierspritze: Ihre Apotheke wird Sie beim Kauf eines Klistiers beraten. Es ist in jedem Fall Abführmitteln vorzuziehen. Sollte es im Verlauf der Behandlungen allerdings zu Krämpfen, Erbrechen und ähnlich starken Beschwerden kommen, dürfen Sie keinesfalls weiter behandeln – suchen Sie dann einen Fachmann auf!

Selbst bei gesündester Lebensführung kann es manchmal zu Verstopfungen kommen, etwa bei Kostveränderung oder auf längeren Reisen. An die Anwendung von Abführmitteln sollten Sie jedoch auch jetzt nicht denken. Meistens genügt es, wenn Sie am nächsten Tag mehr Ballaststoffe, am besten in Verbindung mit gesäuerten Milchprodukten, zu sich nehmen, um den Darm auf natürliche Weise entleeren zu können. Wenn Sie jedoch auf Abführendes nicht verzichten wollen, hier drei *Teerezepte*. Machen Sie es sich zur Routine, die Zutaten auf Reisen mitzuführen:

▷ Eine Mischung aus Sennesblättern, Pfefferminze, Süßholz und Kümmel zu gleichen Teilen. Bei Bedarf zwei Teelöffel mit einem Viertelliter Wasser überbrühen und zehn Minuten ziehen lassen. Abends ein bis zwei Tassen trinken.

▷ Aufguß mit einem Teelöffel Sennesblätter, dazu eine gekochte Kartoffel, klein gewürfelt, und ein Eßlöffel Kleie mit Leinsamen. Die Kombination mit der Kartoffel verhindert Bauchschmerzen. Darmempfindliche sollten auf Sennesblätter verzichten.

▷ Aloepulver-Tee: 0,1 bis 0,2 Gramm pro Tasse, abends ein bis zwei Tassen trinken.

Ernährungspläne

Neben den folgenden Ernährungstips und Rezepten gegen Verstopfung sollten Sie unbedingt Ihrem – vielleicht ständig vernachlässigten – Entleerungsreflex wieder mehr Gehör schenken. Freuen Sie sich, wenn unsere Hinweise zur Nahrungsumstellung wirken, wenn es also auf einmal wieder »geht«. Lassen Sie sich Zeit für Ihr »Geschäft«. Versuchen Sie sich zu entspannen, atmen Sie mehrmals tief ein und aus. Es sollte kein Grund zur Beunruhigung für Sie sein, wenn es mit dem Stuhlgang nicht so schnell klappt, wie von Ihnen gewünscht.

Frühstück

Morgens auf nüchternen Magen kaltes Wasser, eisgekühlte Säfte und gleichzeitig fünf bis zehn über Nacht eingeweichte Trockenpflaumen, Datteln, Feigen oder Aprikosen essen. Wichtig ist, über den Tag verteilt mindestens sieben bis zehn Gläser oder Tassen Mineralwasser oder andere Flüssigkeiten (nicht zuviel Kaffee oder Tee!) zu trinken. Kaffee mit Milchzucker süßen.

Zum Frühstück gehören grobe Brotsorten (Schrot, Vollkorn, Leinsamen, Graham), Müsli, Joghurt, Buttermilch, Sauermilch (Milchsäure wirkt abführend). Über den Tag verteilt vier Eßlöffel geschrotete Leinsamen oder Weizenkleie als Quell- und Gleitmittel einnehmen.

Tageskostplan

▷ Vor dem Frühstück: wie oben.

▷ *Frühstück:* leichter schwarzer Tee oder Pfefferminztee oder Obstsaft (ungezuckert), Vollkornbrot oder Müsli.

▷ *Zwischenmahlzeit:* Joghurt mit Früchten.

▷ *Mittagessen:* Rohkostteller oder Gemüsesaft, Kartoffeln in der Schale mit Spinat (mit einer halben Zwiebel und einer Knoblauchzehe) oder mit in wenig Fett gebratenen Pilzen.

▷ Zum *Dessert:* Melone.

▷ *Zwischenmahlzeit:* Vollkorn- oder Knäckebrot oder ein Glas Milch mit Fruchtsaft.

▷ *Abendessen:* Joghurt, mit Fruchtsaft verfeinern (Apfel oder Orange) und mit geriebenen Haselnüssen oder Weizenkeimen bestreuen. Oder: Ein Vollkornbrot und ein Glas Fruchtsaft. Oder: Joghurt mit Tomate. Zwei reife

Tomaten in kleine Würfel schneiden, einige Gurkenscheiben hinzufügen, mit vielen frischen Kräutern würzen und mit Kartoffeln oder Knäckebrot servieren.

▷ Vor dem *Schlafengehen:* eine Tasse Kräutertee. Vier Teile Pfefferminztee, Zinnkraut (höchstens zwei Teelöffel insgesamt), drei Teile Faulbaumrinde, drei Teile Rhabarberwurzel. Mit kochendem Wasser überbrühen, zehn Minuten ziehen lassen. Ein Eßlöffel der Mischung pro Tasse. Oder im Sommer: ein Eiswürfel, ein Glas Joghurt, ein Eßlöffel Sanddornsirup und ein Eßlöffel Leinsamenkörner. Kräftig schütteln und trinken.

Weitere Rezepte

▷ Junge Brennesselblätter in Milch kochen und morgens nüchtern trinken.

▷ Brennesselsalat aus jungen, frischen Blättern.

▷ »Morgensuppe« aus frisch gemahlenem Weizenschrot. Eine kleine Zwiebel, eine zerdrückte Knoblauchzehe. Nach dem Kochen feingeschnittene Petersilie und einen Eßlöffel reines Olivenöl zugeben. Eventuell gemahlenen Leinsamen darüberstreuen.

Gymnastik-Übungen

▷ In entspannter Rückenlage die Beine leicht anheben und »radfahren« – 20 bis 30 Sekunden lang. Dann die Beine anziehen, die Knie dabei so eng wie möglich an die Brust nehmen, dann nach oben strecken – etwa 15mal. Dann die Arme hinter dem Kopf verschränken, Oberkörper aufrichten und wieder zurück auf den Boden, ebenfalls 15mal.

▷ Weiter in Rückenlage: Arme seitlich spreizen, Knie anziehen und Fußsohlen aufsetzen. Dann die Knie so weit wie möglich nach links und rechts legen. Anschließend mehrmals tief ein- und ausatmen. Dann beim Einatmen das Gesäß hochheben, den Unterbauch vorstrecken, im Ausatmen das Gesäß senken, den Bauch einziehen und den Rücken an die Unterlage pressen.

▷ Im Sitzen: Fußsohlen aneinanderlegen, Knie spreizen, dann Gesäß- und Unterbauchmuskeln mehrmals anspannen und wieder lockern.

Bei allen Übungen in Rückenlage empfiehlt es sich, ein kleines, fest gefülltes Kissen in den Nacken zu legen, so daß Kopf und Hals gerade liegen.

Denken Sie daran, daß Sie Bewegung und Gymnastik nach Ihrem Allgemeinzustand richten müssen. Fangen Sie langsam an, steigern Sie allmählich. Nützen Sie Ihre Phantasie, wenn Sie sich selbst zu mehr Bewegung überlisten wollen, auf dem Weg zur Arbeit, beim Einkaufen etc.

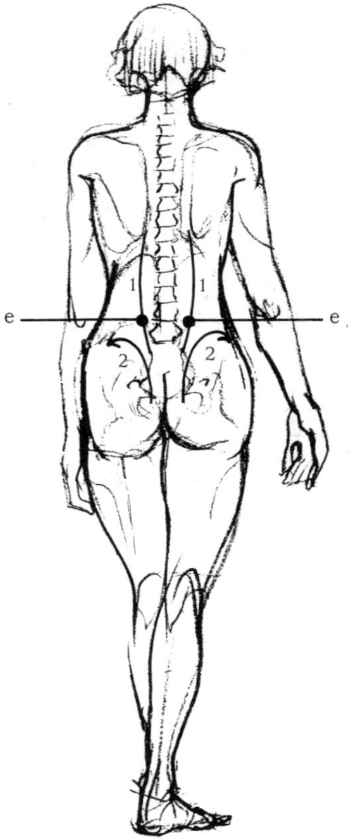

Abb. 4

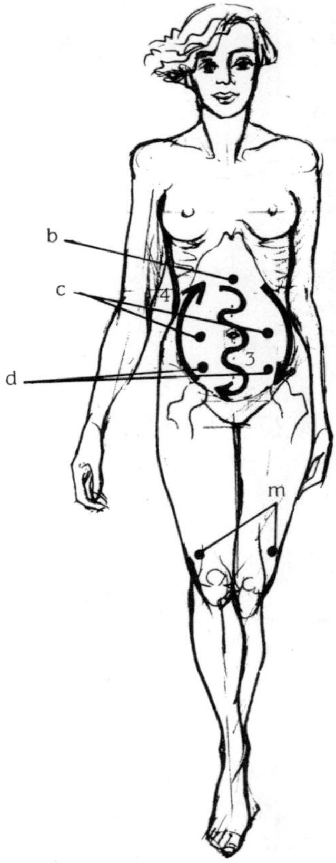

Abb. 5

Akupressur

Legen Sie sich auf den Rücken, schieben Sie zur Entspannung der Bauchmuskeln ein Kissen unter die Knie und massieren Sie zuerst kreisförmig um den Nabel. Legen Sie zur Verstärkung die linke Hand auf die rechte und kneten Sie mit den Handflächen – anfangs leicht, dann fester – in Richtung rechter Unterbauch, rechter Oberbauch, linker Oberbauch, linker Unterbauch und so fort. Massieren Sie zum Schluß einen Punkt etwa fünf Zentimeter unterhalb des Nabels, mit drei Fingern einer Hand und leicht kreisend. Klopfen Sie schließlich Gesäß und unteren Rücken mit den Fingerknöcheln ab.

Zur Anregung der Darmperistaltik: Massieren Sie die Linien 1 bis 4 (nicht in Kombination mit der oben angegebenen Massage). *(Abb. 4 und 5)*

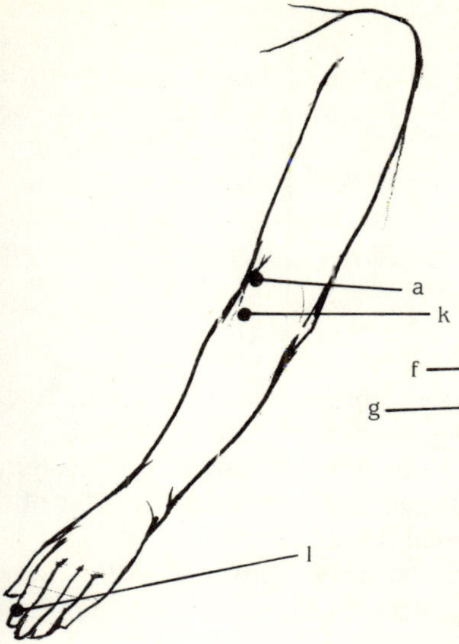

Abb. 6

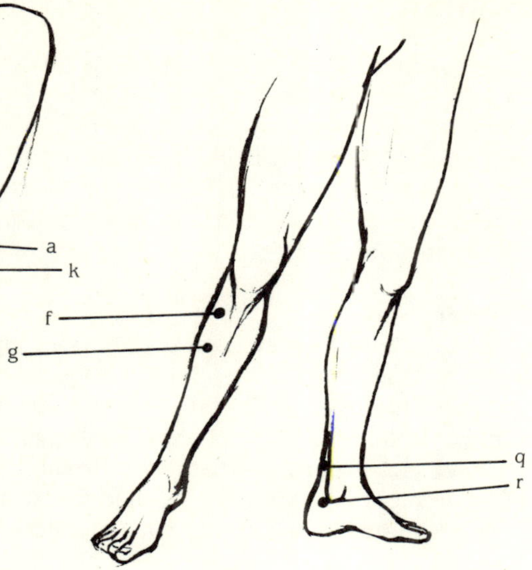

Abb. 7

Wenn Sie dabei auf einen schmerzhaften Punkt stoßen, wenden Sie Akupressur an.

Weitere Akupressurpunkte, die in dieser Reihenfolge behandelt werden sollten:

Punkt a *(Abb. 6)*: Wenn Sie den Arm anwinkeln, bildet sich eine Falte in Richtung Ellenbogen. Genau am Ende der Falte liegt daumenseitig der Punkt. Stützen Sie Ihren Ellenbogen auf dem Tisch ab und drücken Sie mit der Fingerkuppe kräftig und senkrecht zum Punkt. Punkt b *(Abb. 5)*: acht Zentimeter oberhalb des Nabels, Punkte c *(Abb. 5)*: vier Zentimeter zu beiden Seiten des Nabels, Punkte d *(Abb. 5)*: vier Zentimeter darunter sowie Punkte e *(Abb. 4)*: etwa drei Zentimeter seitlich des fünften Lendenwirbels.

Für den Punkt f *(Abb 7)* setzen Sie sich auf einen Stuhl, den rechten Handteller auf dem rechten, den linken auf dem linken Knie. Wo die Ringfingerspitze unterhalb der Kniescheibe einen Punkt zwischen Schienbein und Wadenbein erreicht, liegt dieser Punkt. Er ist einer der wichtigsten Akupressurpunkte überhaupt und wird auch »Lang-Lebens-Punkt« genannt. Drücken Sie mit der Daumenkuppe kräftig in Richtung Schienbein. Vier Finger breit darunter finden Sie Punkt g *(Abb. 7)*.

Durchfall

Ein Durchfallkranker ist meist appetitlos und durstig. Nach diesen natürlichen Körpersignalen sollte sich auch die Therapie richten: Fasten, bei gleichzeitiger Zufuhr von Flüssigkeit und Mineralstoffen, Bettruhe, entkrampfende Wärme (Wärmflasche auf dem Bauch), entzündungshemmende Mittel und anschließend eine vorsichtig gesteuerte Nahrungsaufnahme. Wichtig: *Die Behandlung schwerer Durchfälle (Diarrhöen) gehört in die Hände eines Arztes!*

Teefasten

Ein bis zwei Tage Teefasten entspricht dem anfänglichen Bedürfnis nach Flüssigkeit. Zu empfehlen sind dann ungesüßte Tees – Kamillentees, Tees mit gerbstoffhaltigen Inhaltsstoffen, die zusammenziehend auf die entzündeten Schleimhäute des Darmtraktes wirken (»Verdichtung« der oberen Gewebsschichten). Gerbstoffe enthalten: schwarzer Tee (länger als vier Minuten gezogen), Blutwurz, Heidelbeer- und Brombeerblätter, Mate-Tee (aus Südamerika; exzellenter, natürlicher »Appetitzügler« der Gauchos!).

Den verschiedenen Tees können Sie Kamille und Fenchel zusetzen: pro Tasse ein Teelöffel Kamillenblüten und ein Teelöffel Fenchelsamen. Kamille als entzündungshemmende Pflanze hat sich bei den meisten akuten Magen-Darm-Störungen bewährt. Fenchel wirkt entkrampfend und entblähend. Die Mischung können Sie auch bei den folgenden Tee-Rezepten zusätzlich anwenden:

▷ *Blutwurzabkochung:* zwei Eßlöffel für einen halben Liter Wasser, 30 Minuten kochen, mehrmals täglich eine Tasse.
▷ *Brombeerblätter-Tee:* ein bis zwei Eßlöffel mit einem Viertelliter kochendem Wasser übergießen, 15 Minuten ziehen lassen. Auch für Säuglinge geeignet.
▷ Mittelstarker *schwarzer Tee:* ein Eßlöffel auf eine Tasse, vier bis sechs Minuten ziehen lassen.
▷ *Heidelbeeraufguß:* zwei gehäufte Eßlöffel getrocknete Beeren mit einem halben Liter siedendem Wasser übergießen, eine Stunde ziehen lassen. Mehrmals täglich eine Tasse. Auch der ungesüßte Heidelbeersaft (»Muttersaft«) und mehrere Eßlöffel getrockneter Heidelbeeren (gut und lange kauen) täglich wirken gegen Durchfall.
▷ *Heidelbeerblätter-Tee:* ein Eßlöffel Blätter mit einer Tasse siedendem Wasser überbrühen, zehn Minuten ziehen lassen. Zwei bis drei Tassen täglich zwischen den Mahlzeiten.

Diät-Kuren

Stärker als Tee wirkt Blutwurztinktur (alkoholischer Auszug, in der Apotheke erhältlich): dreimal täglich bis zu 20 Tropfen in etwas Wasser einnehmen. Zusätzlich können Sie morgens einen Teelöffel Luvos Heilerde oder Kaffee-Kohle in einem halben Glas Wasser auflösen und schluckweise trinken.

Am zweiten Tag behalten Sie diese karge Diät bei und addieren bis zum Abklingen der Symptome – etwa ein bis zwei Tage lang – rohe Äpfel zum »Speiseplan«: Frische Äpfel werden hierzu mit Schale, ohne Kerngehäuse, gerieben. Täglich anderthalb Kilogramm Äpfel, auf sechs Mahlzeiten verteilt. Jede Portion frisch zubereiten, unbehandelte Äpfel verwenden. Auch für Kinder geeignet. Gute Erfahrungen wurden auch mit Bananen (statt der Äpfel) gemacht: zehn Bananen, mit dem Schneebesen feingeschlagen, über den Tag verteilt zu sich nehmen.

Besonders bei Sommer-Durchfall in südlich-tropischem Klima bietet sich der Buttermilchtag nach einem Tag Teefasten an. Ein Liter frische Buttermilch auf fünf bis sechs Gläser über den Tag verteilt. Stimmt die Darmbakterienflora rasch wieder freundlich, ist fettfrei und mineralstoffreich.

Ernährung »danach«

Nach dem Abklingen der akuten Symptomatik sollten Sie es sich verkneifen, wieder gleich richtig »reinzuhauen«: Beginnen Sie mit Schleimsuppen.

- ▷ Reisschleim: 25 Gramm auf 250 ml Wasser mit etwas Salz.
- ▷ Gerstenschleim: 25 Gramm Gerstenflocken auf einen halben Liter Wasser mit einer Prise Salz.

In beiden Fällen den Schleim durch ein Sieb streichen. Gerste und Reis wirken beruhigend und leicht stopfend.

Je nach Fortschritt können Sie nun zu leichter Kost übergehen: Joghurt mit Früchten (Apfel, Banane), Birchermüsli, Magerquark mit Sanddornsirup, Frucht- und Gemüsesäfte, Vollkornbreie mit Joghurt.

Nach jedem infektiösen Durchfall, auch nach einer Antibiotikabehandlung, sollte die Darmflora »saniert« werden. Nehmen Sie dazu nach den Fruchttagen dreimal täglich einen Eßlöffel Sauerkraut- oder Knoblauchsaft nüchtern zu sich, außerdem helfen Sauermilchprodukte und Kamillentee mit jeweils einem Eßlöffel Milchzucker pro Tasse (zweimal täglich). Derzeit sind zahlreiche »Medikamente« und Drogen auf dem Markt, mit deren Hilfe versucht wird, bestimmte physiologische Bakte-

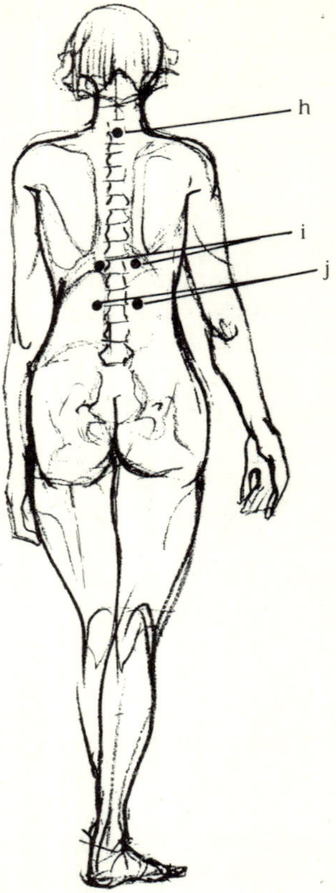

Abb. 8

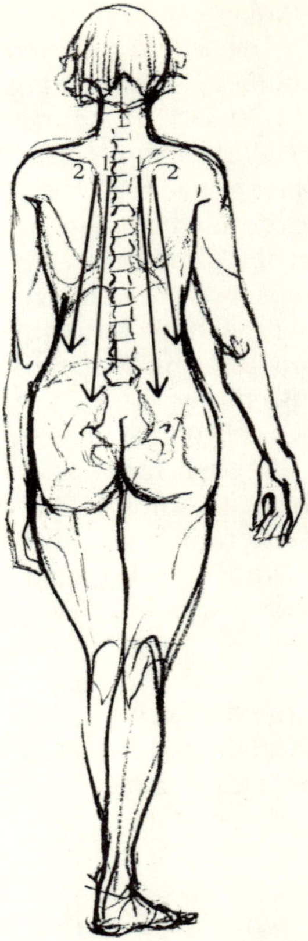

Abb. 9

rienstämme rasch zur Ansiedlung zu bringen. Wenn Sie sich jedoch nicht an eine gesunde Ernährung halten, sind diese Produkte so gut wie nutzlos. Der gesamte mikrobielle und immunologische Abwehrmechanismus der Darmschleimhaut muß nach infektiösen Darmerkrankungen wieder gestärkt werden, sonst ist eine erneute Infektion nicht auszuschließen.

Akupressur

Akupressur ist nur bei psychisch bedingtem und durch unregelmäßige Lebensweise verursachtem Durchfall angebracht. Lassen Sie sich zu Beginn von einem Partner den Punkt h *(Abb. 8)* zwischen den Dornfortsätzen des siebten Hals- und ersten Brustwirbels akupressieren, anschließend die Punkte i etwa 2,5 Zentimeter seitlich des zwölften Brustwirbels und die Punkte j *(Abb. 8)* seitlich des zweiten Lendenwirbels.

Auf dem Bauch akupressieren Sie nun die Punkte b und c *(Abb. 5)*, acht Zentimeter oberhalb des Nabels und vier Zentimeter seitlich davon, die wir schon bei der »Verstopfung« kennengelernt haben.

Nun die Punkte a, k und l *(Abb. 6)*. Punkt a kennen wir ebenfalls schon, Punkt k liegt etwa vier Zentimeter vor der Ellenbeuge auf der Daumenseite des Unterarms in der Verlängerungslinie des Zeigefingers. Punkt l liegt am daumenseitigen Winkel des Zeigefingernagelfalzes.

Und schließlich drücken wir noch Punkt m *(Abb. 5)* und den »Lang-Lebens-Punkt« f *(Abb. 7)*. Punkt m liegt etwa vier Zentimeter oberhalb des Oberrandes der Kniescheibe. Bei gestrecktem Bein bildet sich an der Außenseite der Kniescheibe eine Mulde, an deren Oberrand der Punkt zu finden ist.

Blähungen

Wenn Sie unter schmerzhaften Blähungen leiden, sind selbstverständlich zunächst einmal stark blähende Speisen zu vermeiden: Kohl und Hülsenfrüchte, Kraut, Zwiebelgemüse, Rettiche, frisches Brot, Rohkost und kohlensäurehaltige Getränke (auch Bier).

Pflanzliche Mittel

In der Pflanzenwelt gibt es drei bewährte »Entbläher«: Kümmel, Fenchel und Anis. Kein Wunder, daß dieses Dreigespann in früheren Zeiten zum Standard-Brotgewürz zählte. Für die Teezubereitung zerstößt man die Samen im Mörser, dann ein Teelöffel mit einer Tasse siedendem Wasser aufgießen, zugedeckt eine halbe Stunde ziehen lassen und vor dem Essen warm trinken (bewährt auch in Kombination mit Pfefferminze). Ein bis zwei Tassen pro Tag.

Folgende Teerezepte haben sich bei der Behandlung von Blähungen besonders bewährt:

▷ Gleiche Gewichtsteile von *Fenchel, Anis, Tausendgüldenkraut* und *Kalmuswurzel*, davon ein Teelöffel auf ein Viertelliter kochendes Wasser, zehn Minuten ziehen lassen, vor oder nach dem Essen trinken.

▷ *Dill-Tee:* ein Teelöffel Samen mit einer Tasse kaltem Wasser ansetzen, kurz aufkochen, abseihen und ungesüßt trinken. Bis zu drei Tassen täglich. Dill wirkt blähungs- und harntreibend sowie appetitanregend.

Gehen Blähungen mit Verdauungsschwäche und Übelkeit einher, helfen bittere pflanzliche Drogen: Tausendgüldenkraut, Wermut, Enzian, Kal-

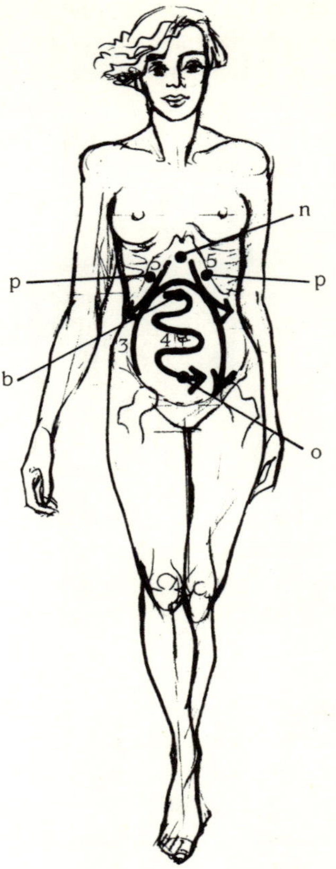

Abb. 10

muswurzel. Bitterstoffe regen die Darmdrüsen, Leber und Galle zu verstärkter Aktivität an. Alkoholische »Magenbitter« sind deshalb vielen eine willkommene Verdauungshilfe. Besonders wirksam ist auch die Kümmeltinktur: dreimal täglich 20 Tropfen in Wasser aufgelöst trinken!

Akupressur

Lassen Sie sich von einem Partner die Linien 1 und 2 *(Abb. 9)* entlang der Wirbelsäule in Pfeilrichtung abwärts massieren. Schmerzhafte Punkte sind zu akupressieren.

Anschließend massieren Sie entlang der Linien 3, 4 und 5 *(Abb. 10)*. Akupressieren Sie dabei die Punkte n: knapp unterhalb des Zwerchfells, b: acht Zentimeter oberhalb des Nabels, o: sechs Zentimeter unterhalb des Nabels, p: auf dem Rippenbogen.

Und nun akupressieren Sie wieder den »Lang-Lebens-Punkt« f *(Abb. 7)* sowie die Punkte q, am Schienbeinrand, etwa sechs Zentimeter oberhalb des inneren Fußknöchels, und r *(Abb. 7)* hinter dem inneren Fußknöchel.

Reizdarm

Im Vordergrund steht hier eine psychisch-harmonisierende Behandlung: Bewegung, Sport und eventuell Entspannungstechniken. Speisen mit starker Reizwirkung sollten Sie vermeiden: Kaffee, Nikotin, Kohl und Hülsenfrüchte, frisches Brot und Hefegebäck. Nahrungsmittel und Getränke sollten weder zu heiß noch zu kalt sein; prinzipiell gelten die Richtlinien für eine gesunde Ernährung wie im entsprechenden Kapitel (siehe S. 94) beschrieben.

Unterstützende Tees sind *Kräutertees*, wie wir Sie im Kapitel »Blähungen« (S. 69) bereits vorgestellt haben, mit einer Ausnahme: der Hauptbestandteil sollte jeweils die Melisse sein. Sie wirkt beruhigend und entzündungshemmend. Für Melissentee: zwei Teelöffel mit einer Tasse kochendem Wasser übergießen, zehn Minuten ziehen lassen, drei Tassen täglich. Ebenfalls hilfreich – morgens vor dem Aufstehen und abends im Bett – ist eine beruhigende, leichte *Massage* des Bauches, im Uhrzeigersinn. Abends den Bauch mit einem Hautfunktionsöl einölen (Melisse, Johanniskraut). Eventuell Wärmflasche auf den Bauch. Bei stärkerer Reizung des Darms kann eine *Bauchpackung* nützen: Leintuch in warmes Wasser eintauchen, auswringen und auf den Bauch legen. Darüber ein trockenes Frottiertuch.

Essen und trinken Sie jetzt sehr langsam und bedächtig, kauen Sie gut, nehmen Sie sich Zeit zum Essen. Ihrem natürlichen Entleerungsreflex sollten Sie jetzt unbedingt »Gehör schenken«. Bleiben diese Maßnahmen erfolglos, ist der Gang zum Arzt unabdingbar.

Obwohl Durchfall und Verstopfung entgegengesetzte Störungen sind, lösen Sie sich häufig bei gereiztem Darm in regelmäßigem Wechsel ab, häufig als Folge psychischer Belastungen oder von Ernährungsfehlern. Beide Extreme bedürfen somit der gleichen Behandlungsgrundlinie: Entgiftung, Entschlackung, Ordnung in der Lebensführung, hohe Qualität der täglichen Kost.

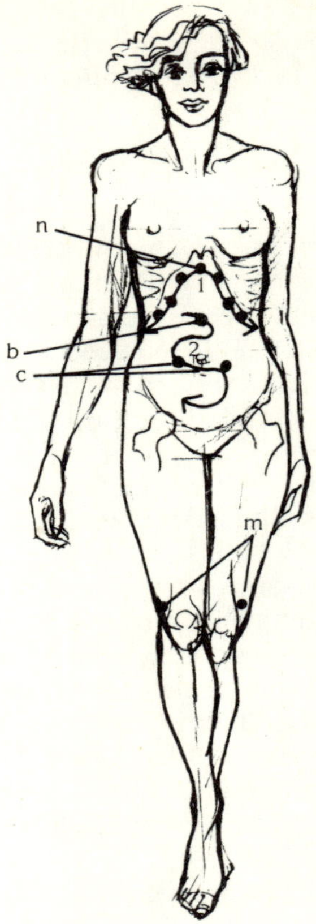

Abb. 11

Sodbrennen

Starkes Sodbrennen läßt sich häufig nur mit entsprechenden Mitteln (Antazida) bekämpfen, die ein Arzt verschreiben sollte. Ebenso gehört regelmäßiges Sodbrennen in seine Behandlung. Gelegentliches Sodbrennen ist keine Krankheit, sondern lediglich Symptom eines übersäuerten Magens, bei dem der saure Mageninhalt in den oberen Teil der Speiseröhre gelangt.

Essen und Trinken

Meist verschwindet Sodbrennen, wenn man auf die regelmäßige Zufuhr stark reizender Speisen und Getränke verzichtet. Verantwortlich und deshalb eher zu meiden sind: Kaffee, starker Schwarztee, Knoblauch,

Nikotin (besonders in Kombination mit stark reizender Kost), scharfe Gewürze, Zucker, erhitzte Fette, Fleisch und Fisch, Zwiebeln, Rettich; allgemein: süße, saure, heiße und kalte Speisen. Essen Sie langsamer, kauen Sie gut. Auch kleinere, dafür häufigere Mahlzeiten wirken sich günstig aus.

Gegen Sodbrennen wirken: ein Liter Buttermilch über den Tag verteilt getrunken, Tomaten- und Zitronensaft, geriebene, rohe Äpfel.

Besonders wirksam: ein halber Liter Weißkohlsaft über den Tag verteilt getrunken, oder auch Kartoffelsaft: eine Stunde vor dem Essen ein bis zwei Kartoffeln »entsaften« und den Saft trinken. Zur Geschmacksverbesserung etwas Karottensaft. Bewährt haben sich auch:

- ▷ ein Teelöffel Heilerde (Luvos) in einem Glas warmem Wasser auflösen, morgens nüchtern trinken,
- ▷ ein Eßlöffel Molke vor dem Essen,
- ▷ ein Mundvoll gut durchgekauter roher Haferflocken hilft manchmal ebenfalls.

Akupressur

Diese Hinweise helfen bei leichten Beschwerden: mit der Handfläche leicht über den gesamten Bauch, dann einige Male entlang Linie 1 und Linie 2 *(Abb. 11)* reiben. Dann Punkte n, b und c akupressieren: n finden Sie unmittelbar unter der Brustbeinspitze, b acht Zentimeter oberhalb des Nabels (in der Mitte der Verbindungslinie zwischen Nabel und unterem Brustbeinende) und c je vier Zentimeter seitlich des Nabels. Behandeln Sie besonders die schmerzhaften Punkte.

Dann sollte Sie ein Partner mit kleinen, kreisförmigen Bewegungen entlang der Wirbelsäule massieren, schmerzhafte Punkte akupressieren. Und schließlich, vor allem wenn eine Verdauungsschwäche vorliegt, akupressieren Sie Punkt m und den »Lang-Lebens-Punkt« f *(Abb. 7)*.

VORBEUGE-PROGRAMM

»Krankheiten befallen uns nicht aus heiterem Himmel,
sondern entwickeln sich aus täglichen Sünden wider die Natur.
Wenn sich diese gehäuft haben,
brechen sie unversehens hervor.«
(Hippokrates)

Stichwort Selbstverantwortung

Der beste Ratgeber nützt nichts, wenn Sie passiv Ratschläge entgegennehmen. Um es ganz deutlich zu sagen: Nicht wir »müssen« an Ihrer Gesundheit interessiert sein, Sie selbst sind Ihres Glückes Schmied. Sie selbst müssen zum Forscher und Entdecker »im eigenen Land« werden, auf ein Abenteuer gehen, das niemand für Sie erfahren kann. Versuchen Sie es zu akzeptieren, wenn Sie dabei etwas entdecken sollten, was nicht mit dem von Ihnen gepflegten Image übereinstimmt. Erfolgversprechendes Handeln wurzelt immer in der Realität, niemals in der Illusion, die wir uns über uns selbst, die Menschen oder über Situationen machen.

Wir alle denken viel zu sehr in Kategorien wie »Glück« und »Unglück«. Kaum jemand kommt auf den Gedanken, daß wir mit Krankheit und »Schwäche an Beşitz und Körper« manchmal ernten, was wir gesät haben. Geschweige denn »Glück« und »Unglück« auf die gleiche Ebene zu stellen und das Leben und seine Wechselfälle als Herausforderung zu betrachten, aus der wir lernen, mit deren Hilfe wir wachsen und uns entwickeln können.

Grundsätzlich halten wir nichts davon, Krankheiten, wie es in einigen erfolgreichen Publikationen der Fall ist, als »notwendige Lernerfahrung« zu suggerieren – im Sinne von »Krankheit als Weg«. Viel »gesünder« ist es, die Lerninhalte über das vergängliche Wesen des Menschen, über die wahren Werte des Lebens wie Liebe und Freundschaft, über den eigentlichen Sinn des Lebens zu erfahren und sich zu eigen zu machen, *bevor* man krank wird.

Wer frühzeitig lernt, sein Leben selbst in die Hand zu nehmen, gegen alle Widerstände in sich selbst und in unserer Zeit, wer lernt, Verantwortung für jede einzelne seiner Handlungen zu übernehmen, trägt mehr zu seiner Gesundheit oder seiner Genesung bei, als es jeder Arzt vermag!

Vergessen Sie nicht: Eine einmalige Therapie oder eine Kur kann nicht alles wiedergutmachen, was über lange Jahre hinweg versäumt wurde.

Das klingt nach harter Arbeit, ist es aber nicht. Natürlich geht das nicht von heute auf morgen, und schon gar nicht mit Hilfe von Fanatismus oder gar puritanisch-asketischer Lebensweise. Man kann den Fanatismus zur Achtlosigkeit im Umgang mit dem eigenen Körper nicht durch einen Fanatismus der »gesunden Lebensweise« ersetzen. Das wäre nur ein »Kleiderwechsel«: Sie hätten vielleicht Erfolg damit, Ihren Körper »in Ordnung« zu bringen. Ihre Seele würde größeren, vielleicht irreparablen Schaden nehmen.

Dialog mit dem »inneren Arzt«

Gerade bei funktionellen Verdauungsstörungen, die in besonderem Maße in einem gestörten nervlichen Gleichgewicht wurzeln, haben sich die Methoden und Praktiken der Naturheilkunde als hilfreich und erfolgversprechend auch auf lange Sicht erwiesen.

Die Naturheilkunde ist ein eigenständiges Heilverfahren und gründet sich auf die Erkenntnis, daß der Mensch eine naturgegebene Selbstheilungskraft besitzt, die nur der Erweckung und Förderung bedarf, um mit den meisten körperlichen und psychischen Störungen fertigzuwerden.

Wer naturheilkundlich behandelt, wird Heilmittel wie vollwertige Ernährung, Wasser, Bewegung, Licht und Luft und pflanzliche Heilmittel verwenden. Im weiteren Sinn werden auch Methoden zur Anwendung kommen, die uns helfen, aus eigener Kraft zu Ruhe und Entspannung zu finden, die unseren »inneren Arzt« wecken. Unter Berücksichtigung psychologischer und psychosomatischer Zusammenhänge wird man weiter darauf abzielen, neben dem Körper- auch das Seelenleben zu ordnen und den Umgang mit Streßreizen zu lernen.

Bei einigen Therapievorschlägen auf den folgenden Seiten werden Sie sich fragen, was sie in einem Buch über Verdauungsstörungen zu suchen haben. Denken Sie dabei an eine rostige Maschine, die aufgrund des Rostes einen Defekt hat. Nur den Defekt zu beheben nützt nichts. Man muß sich auch dem Rost zuwenden. Wir sehen es als unsere Aufgabe an, auch danach zu fragen, wie es überhaupt zum »Rosten« kommen konnte.

Wählen Sie aus dem Vorbeuge-Programm nach Ihren Vorlieben aus. Was man gerne tut, läßt sich leichter in eine Gewohnheit verwandeln. Stellen Sie sich Ihr ganz persönliches Programm zusammen und wenden Sie nicht alle Vor- und Ratschläge auf einmal an.

Wasser, Licht und Luft

Die naturgegebenen physikalischen Lebensreize Hitze, Wärme und Kälte beeinflussen über die Medien Wasser, Licht und Luft und über unsere Haut unseren gesamten Organismus.

Im Sinne einer Reiztherapie wird durch Stimulierung bzw. Umstimmung unseres Körpers eine Heilwirkung erreicht, Abwehr- und Anpassungsfähigkeit werden gesteigert. Der Kreislauf kommt auf Trab, das vegetative Nervensystem kann sich stabilisieren und harmonisieren und so eine geregelte Verdauungstätigkeit unterstützen.

Wasseranwendungen

Unsere Vorfahren pflegten eine intensive Badekultur, bis das öffentliche Baden nicht zuletzt auf Betreiben religiöser Kreise in Verruf und schließlich in Vergessenheit geriet. Erst Vinzenz Prießnitz (1799–1881), ein Bauer, und Pfarrer Sebastian Kneipp (1821–1897) besannen sich wieder auf die heilsamen Wirkungen von Wasseranwendungen und entwickelten ein seitdem weltweit angewandtes und anerkanntes System der Heilkunde.

Wie wirken Wasseranwendungen? Um diese Frage zu beantworten, muß man wissen, daß der Mensch zu den homöothermen (= »gleich warm bleibenden«) Lebewesen zählt, im Gegensatz etwa zu den Fischen. Sein Körper ist ständig bestrebt, eine gleichbleibende Temperatur zu erhalten, bei der sämtliche Lebensvorgänge – Stoffwechsel, Verdauung etc. – optimal ablaufen. Wenn nun starke Wärme- oder Kältereize auf ihn einwirken, versucht der Körper mit einer Reihe von Maßnahmen, das bedrohte Temperaturgleichgewicht aufrechtzuerhalten: Er reagiert mit Gefäßerweiterung oder -verengung, Änderung der Atemfrequenz und der Herztätigkeit, Zittern und dergleichen. Therapeutische Wärme- und Kältebehandlungen machen sich diese Ausgleichs- und Regulationsvorgänge zunutze, denn der Körper leistet in seinen Regulationsbestrebungen stets mehr, als zum Ausgleich durch die gesetzte Veränderung erforderlich wäre. Unser modernes Leben »schützt« uns weitgehend vor Wärme- und Kältereizen, ähnlich wie bei der Muskulatur »erschlafft« die Wärmeregulation des Körpers, wir werden anfälliger für Erkältungskrankheiten und andere Gesundheitsstörungen.

Im folgenden haben wir für Sie diejenigen Wasseranwendungen ausgewählt, die sich gerade bei Verdauungsstörungen als besonders hilfreich erwiesen haben. Damit das Wasser seine Heilwirkung voll entfalten kann und es bei den Anwendungen zu keiner Schädigung kommt, müssen Sie jedoch einige Regeln beachten:

▷ Voraussetzung für eine optimale Reizwirkung ist eine gute Durchwärmung des Körpers! Machen Sie sich vorher warm – durch Bewegung, heißes Duschen oder »Bettwärme«. Niemals »kalt auf kalt«! Beachten Sie: *Je wärmer der Körper, je kürzer und kälter die Anwendung, desto besser die Reaktion.*

▷ Nach der Anwendung ist durch Gehen, Armbewegung oder Bettruhe für rasche Wiedererwärmung zu sorgen (Raumtemperatur etwa 18 °C).

▷ Die Wasseranwendungen ein bis zwei Stunden vor oder nach den Mahlzeiten durchführen (keinesfalls mit vollem Magen!). Halten Sie einen Abstand von zwei bis vier Stunden ein, wenn Sie mehrmals täglich Anwendungen durchführen.

▷ Während der Menstruation nur Teilkörperanwendungen!

▷ Die Temperatur sollten Sie jeweils wie folgt ansetzen: kalt – bis 18 °C (aus der Leitung oder brunnenkaltes Wasser), warm – zwischen 36 °C und 38 °C, heiß – über 38 °C.

Ganzkörperwaschung

Die Ganzkörperwaschung wird mit kaltem Wasser etwa zwei Minuten lang durchgeführt. Sie bewirkt eine milde Kreislaufanregung und – bei regelmäßiger Anwendung – eine gewisse Abhärtung. Sie benötigen dazu ein grobgewirktes, gefaltetes Handtuch (Leinen), das während der Waschung mehrmals angefeuchtet und nicht zu sehr ausgewrungen wird.

Sie beginnen am rechten Handrücken, streichen über die Außenseite des rechten Armes bis zur Schulter, dann von der Arminnenseite zurück bis zu den Handinnenflächen. Verfahren Sie mit dem linken Arm in gleicher Weise. Dann wieder von der Arminnenseite aufwärts bis zur Achselhöhle, von dort über Hals und die gesamte rechte vordere Körperhälfte zur linken vorderen Körperhälfte, dann die Körperrückseite, zuerst die rechte, dann die linke, zum Schluß die Fußsohlen.

Wassertreten

Eine ausgezeichnete Abhärtungsmaßnahme, die ableitend vom Kopf wirkt und den Kreislauf in Schwung bringt, ist das Wassertreten. Es läßt sich behelfsmäßig auch in der Badewanne durchführen. Das Wasser muß dabei wadentief sein.

Bei jedem Schritt die Beine für einen Moment ganz aus dem Wasser heben. Das Wassertreten kann auch durch Barfußgehen im kühlen Tau oder Schnee (sehr kurz) ersetzt werden. Danach warme Strümpfe anziehen und bewegen! Wassertreten darf anfangs nicht länger als eine halbe, später eine ganze Minute dauern. Kalte Anwendungen sind grundsätzlich kurz!

Wechselfußbäder

Stark ableitende Wirkung haben Wechselfußbäder. Die Durchführung ist wiederum sehr einfach: Sie benötigen zwei Fußbadewannen oder breite Eimer. Eine wird mit warmem (39 °C), die andere mit kaltem Wasser gefüllt. Die Füße sollten gerade bis über die Knöchel mit Wasser bedeckt sein (bei Venenleiden darauf achten, daß das Wasser nicht über die Knöchel steigt). Sie beginnen mit »warm« – etwa fünf Minuten – und wechseln dann für ca. zehn Sekunden in das kalte Wasser. Wiederholen sie bis zu dreimal.

Wechselfußbäder sind ein hervorragendes Mittel bei kalten Füßen, die ja bekanntlich anfällig für Erkältungen und Unterleibserkrankungen machen (»Die Füße warm, der Kopf kalt, dann wirst Du alt.«).

Duschbäder

Duschen Sie zunächst einige Minuten lang heiß, dann ohne Übergang, nicht länger als zehn bis 15 Sekunden kalt – mit der Handbrause rechter Fuß, rechtes Bein aufwärts, dann links bis zur Hüfte, weiter über die rechte Hand bis hinauf zur rechten Schulter, linke Hand bis zur Schulter, dann schließlich Brust, Rücken und Gesicht. Lassen Sie den kalten Wasserstrahl nicht hauptsächlich auf die Schulter-Nacken-Partie laufen, das kann zur Auskühlung führen. Zum Schluß kräftig abfrottieren und warm anziehen.

Wechselduschen

Ein exzellentes Kreislauftraining sind Wechselduschen. Sie beginnen wie vorher mit einer heißen Dusche, dann etwa zehn Sekunden kalt, in der oben angegebenen Reihenfolge, dann nochmals eine Minute heiß und wieder kalt. Sie beginnen immer mit warm und schließen mit kalt ab. Atmen Sie ruhig und tief weiter, wenn Sie auf »kalt« drehen.

Warme Bäder

Warme Bäder reinigen und lösen Schweiß, Hautfett und Schwebstoffe aus der Umwelt von der Körperoberfläche. Ein warmes Vollbad nach anstrengender Arbeit entspannt und entstreßt, lockert die Muskeln und macht die Gelenke beweglicher. Die Wirkung des Wannenbades kann durch entsprechende Zusätze mit aromatischen Kräutern und Essenzen erhöht werden. Die Stoffe werden über die Haut aufgenommen, gelangen so in die Blutbahn und wirken auf den ganzen Körper.

Sauna und Dampfbad

Rundum zu empfehlen sind Sauna und Dampfbad. Sie wirken durch die abwechselnden Reize von heißer oder warmer Luft, kaltem Wasser, kalter

Luft und durch mechanische Reize wie Massage, Abbürsten etc. In jeder Sauna finden Sie eine genaue Anleitung für den Saunagang, die Sie unbedingt beachten sollten. Übertriebene Dauer des Aufenthaltes in den Kabinen schadet mehr, als es nützt. Lassen Sie deshalb Ihr Leistungsdenken zu Hause!

Richtig dosiert fühlen Sie sich anschließend erfrischt und rundum wohl. Sind Sie nachher etwas »blaß um die Nase«, fühlen Sie sich müde und abgespannt, müssen Sie die Dauer in Zukunft vorerst reduzieren. Beginnen Sie langsam, nicht länger als sechs bis acht Minuten, und verlassen Sie die Sauna sofort, wenn Sie Herzklopfen bekommen oder Ihnen das Atmen schwerfällt. Saunen ist nicht angebracht bei folgenden Erkrankungen: Bluthochdruck, Schilddrüsenüberfunktion, Lungen- und Herzerkrankungen, Nierenschäden, Infektions- und allen akuten Krankheiten.

Für das Dampfbad gilt das Gesagte gleichermaßen, insgesamt ist es von milderer Wirkung als ein Saunagang. Durch den Wasserdampf tritt allerdings ein stärkerer Reinigungseffekt für Haut und Lungen ein.

<u>Badezusätze</u>

Gibt man Badezusätze in das Wasser, werden mehrere Wirkungen kombiniert: die Aufnahme pflanzlicher Wirkstoffe über die Haut und die Atemwege und die Wirkung der Wasseranwendung. Wenn Sie mit Kräuterzusätzen baden, sollten Sie sich anschließend, ohne sich abzutrocknen, in ein Badetuch hüllen und 15 bis 20 Minuten zugedeckt ruhen. Selbstgefertigte Badezusätzen bieten – je nach Ihrer Bezugsquelle – eine gewisse Garantie für Frische und Qualität.

Speziell bei den ätherischen Ölen handelt es sich um hochkonzentrierte pflanzliche Heilmittel. Achten Sie daher auf die Dosierung. Fangen Sie mit kleinen Dosen an und steigern Sie diese allmählich, je nach Verträglichkeit. Die im folgenden angegebenen Dosierungen sollten nicht wesentlich überschritten werden. Bringen Sie die ätherischen Öle nicht in Kontakt mit den Schleimhäuten, vor allem nicht in die Augen – das führt zu Reizungen.

Lavendel

Beruhigend, bei nervösen Störungen oder Schlaflosigkeit, nach anstrengenden beruflichen oder sportlichen Aktivitäten. Eine Handvoll Blüten mit einem Liter kochendem Wasser überbrühen oder zehn Tropfen ätherisches Öl. Überdosierung kann bestehende Kopfschmerzen verstärken!

Melisse

Entspannend, beruhigend, bei Nervosität ausgleichend. 200 Gramm Blüten mit drei Liter Wasser überbrühen oder zehn Tropfen ätherisches Öl.

Kalmus
Wirkt anregend auf das Kreislauf- und Nervensystem, bei Erschöpfung, Streß, Überarbeitung, allgemeinem Schwächegefühl. 250 Gramm Wurzeln mit einem Liter Wasser 45 Minuten kalt ansetzen, dann den Auszug kurz aufkochen und abseihen. Wenn Sie das ätherische Öl verwenden, genügen fünf Tropfen pro Bad.

Rosmarin
Gut für ein belebendes und stärkendes Morgenbad. Als Abkochung verwenden Sie 50 Gramm auf ein Liter Wasser. Vom ätherischen Öl genügen fünf bis zehn Tropfen.

Thymian
Stärkend, bei beginnenden Erkältungen, chronischem Husten und Prozessen der Nasennebenhöhlen. Etwa 100 Gramm mit kochendem Wasser überbrühen und mit geschlossenem Deckel 15 Minuten ziehen lassen. Oder zehn Topfen Thymianöl (mit Oliven- oder Jojobaöl mischen).

Luftbäder

Luftbäder gehören zu den milden Abhärtungs- und Reizmethoden. Stoffwechsel, Durchblutung, körpereigene Abwehrkräfte und die Funktion des vegetativen Nervensystems werden angeregt. Dauert das Luftbad nicht zu lange, wirkt es beruhigend auf die Nerven, unser Körper entspannt sich, gerade bei Verdauungsstörungen ein wichtiger Faktor.

Während des Luftbades sollte der ganze Körper unbekleidet der Luft ausgesetzt werden. Um Wärmeverluste zu vermeiden, bewegen Sie sich am besten, machen Gymnastik etc. Sie können auch die Haut abfrottieren oder trockenbürsten. Die Dauer eines Luftbades richtet sich nach den Witterungsbedingungen, auf keinen Fall sollten Sie ins Frösteln kommen. Geübten sind auch Luftbäder bei Minustemperaturen ohne Gesundheitsschäden möglich. Zugluft sollten Sie vermeiden, sie kann zur Unterkühlung führen.

Zweckmäßigerweise beginnt man frühmorgens mit einem Zimmerluftbad. Wie bei den Kaltwasseranwendungen muß der Körper vorher gut durchwärmt sein. Öffnen Sie das Fenster und gehen Sie einige Minuten umher. Dann warm anziehen und erwärmen. Führen Sie in unmittelbarer Verbindung mit einem Luftbad keine Kaltwassermaßnahme durch. Die Reizwirkung würde unter Umständen zu groß werden.

Denken Sie an die alte Regel: *Kleine Reize regen an, mittlere stärken, starke schwächen*. Dabei ist ein mittlerer Reiz zu Beginn einer Behandlung von anderer Wirkung als nach eingetretener Gewöhnung.

Licht- und Sonnengenuß

Direkte Sonnenbestrahlung ist einer der stärksten Naturreize. Sonnenlicht erhöht die Lebensfreude und das Wohlbefinden und wirkt erwiesenermaßen »antidepressiv«. Abwehrkräfte, Durchblutung und Stoffwechsel werden angeregt, Blut- und Vitamin-D-Bildung gesteigert. Sonnenstrahlen sind außerdem eines des stärksten keimtötenden Mittel.

Auch beim Sonnenbad spielt die richtige Dosierung eine wesentliche Rolle. Zu starke Besonnung führt neben Hautschäden zu einer Überreizung des Nervensystems. Jahrelange üppige Sonnenbäder machen Sie zwar zeitweise zum Partystar, doch der Preis dafür ist hoch: frühzeitige Faltenbildung der Haut, Pigmentflecken, sogar Hautkrebs nehmen bei exzessiver Sonnenbestrahlung zu.

Im Frühjahr sollte man die Sonne anfangs nur minutenlang auf die Haut einwirken lassen, da sie noch sehr lichtempfindlich ist. Auch nach der Eingewöhnungszeit sollte eine halbe bis eine Stunde Dauer nicht überschritten werden. Denken Sie auch daran, daß der Boden warm sein soll, auf den Sie sich legen. Durch Schwimmen und Duschen büßt die Haut einen Teil ihres natürlichen Fettgehaltes ein, was sie lichtempfindlicher macht. Zweckmäßig wäre leichte Bewegung und nach Ende des Sonnenbades eine Kaltwasseranwendung. In der Yoga-Lehre heißt es, daß die Sonne fünf Stunden nach Sonnenaufgang stark vitalisierend wirkt. Experimentieren Sie selbst, bis Sie die richtige Dosierung entdeckt haben.

Bewegung

Alles, was uns fit und leistungsfähig erhält, hält auch unser Verdauungssystem fit und leistungsfähig! Wer sich ausreichend bewegt, Sport treibt, wandert oder im Garten arbeitet, wird weniger Schwierigkeiten mit seiner Verdauung haben. Laufen und Joggen regen die Darmtätigkeit an, schon eine Minute schnelles Gehen vor dem Frühstück mit einem anschließenden Glas Wasser kann einen trägen Darm wieder auf Touren bringen. Erinnern Sie sich an das Motto: »Es ginge vieles besser, wenn man mehr ginge.« Als eine wichtige Maßnahme für eine gesunde Verdauung sollten Sie jeden Weg, der sich anbietet, zu Fuß zurücklegen.

Vom deutschen Schriftsteller Johann Peter Hebel (1760–1826) gibt es dazu sogar eine Geschichte. Es geht darin um einen reichlich übergewichtigen Mann, der jahrelang wegen zahlreicher Beschwerden von Arzt zu Arzt pilgerte und dabei die verschiedensten »heilenden« Tränklein, Pülverchen und Behandlungen anzuwenden gehalten war. Doch nichts half, sein Zustand verschlechterte sich von Tag zu Tag.

Eines Tages hörte der Kranke von einem Arzt, der weit entfernt wohnte und von dem man sich wahre Wunderdinge erzählte. »Ich habe nicht mehr viel zu verlieren«, dachte sich der Mann und schrieb dem Medicus einen langen Brief, in dem er ihm sein Leid klagte.

Der Doktor antwortete postwendend. Er wisse selbstverständlich, was dem armen Patienten fehle. Es handle sich um einen gefährlichen Wurm im Bauch, den er nur auf eine Weise loswerden könne: durch einen Besuch in seiner Praxis. Allerdings müsse er die lange Reise zu Fuß unternehmen und sich unterwegs nur kärglich ernähren, um die Wirksamkeit der noch zu verschreibenden Medikamente nicht zu behindern. Fluchend und ächzend machte sich der Dicke auf den beschwerlichen Weg und brachte zunächst nur kleine Wegstrecken hinter sich. Mit der Zeit wurden seine Schritte länger, der Atem tiefer; es ging ihm schon viel besser, als er schließlich beim Arzt anlangte.

Dieser nun machte ihm zwar Mut. Der Wurm sei inzwischen abgetrieben, aber was für ein Unglück: die »Wurmeier« befänden sich noch in seinem Bauch, auch die Rückreise müsse deshalb zu Fuß erfolgen. Der Patient befolgte die Anweisung, ohne zu fragen, obwohl er inzwischen geahnt haben mochte, »wie der Hase läuft«. Als fröhlicher, gesunder, frisch aussehender Mann kam er zu Hause an.

Spaß am Sport

Das Max-Planck-Institut für Ernährungsphysiologie stellte kürzlich fest, daß der Kalorienverbrauch der Bevölkerung von 1950 bis heute um etwa 500 pro Tag gesunken ist. Das liegt selbstverständlich nicht daran, daß wir weniger essen: wir bewegen uns weniger! Motorisierung, Technisierung und Automation haben uns »überrollt«. Als Folge davon hat unsere körperliche Leistungsfähigkeit abgenommen. Sport ist deshalb nicht mehr nur »zweckfreies, lustbetontes Tun« oder die »schönste Nebensache der Welt«, sondern eine schlichte Notwendigkeit. Damit Sie dennoch Ihren Spaß am Sport haben, empfiehlt es sich, einige Regeln zu beachten:

▷ Jedes Bewegungsprogramm sollte regelmäßig und konsequent betrieben und nicht längere Zeit unterbrochen werden. Allmähliche Steigerungen sind erlaubt.

▷ Keine Übertreibungen! Leistungsdenken ist nicht angebracht. Ein gemächliches Joggen über acht Kilometer bringt Ihnen die gleiche Kondition wie ein Schnellauf in der halben Zeit.

▷ Sporteln Sie mit Spaß an der Freud'! Welche Sportart Ihnen auch zusagen mag, versuchen Sie, die richtige Technik zu erlernen. Sie zehren von den Erfolgserlebnissen und haben mehr Freude und größeren Nutzen.

▷ Versuchen Sie, sich mit mehreren Sportarten anzufreunden. Sie werden unabhängiger vom Wetter, vermeiden einseitige Belastungen und sind flexibler, was Ihren Terminkalender betrifft. Denken Sie auch an Wandern, Boccia, Golfspielen und Gartenarbeit. Wechseln Sie ab zwischen Sport und »gemütlichen« Bewegungsarten.
▷ Üben Sie eine Sportart aus, die auf Gesundheit von Herz *und* Kreislauf abzielt (Gehen, Laufen, Spiele etc.). Muskelmasse und -kraft aufbauende Sportarten sind für ein langfristiges Bewegungsprogramm ungeeignet.
▷ Achten Sie bei sportlicher Betätigung auch auf das richtige Abkühlen, das man durch langsames Auslaufenlassen der jeweiligen Übung erreichen kann: Drehen Sie die letzten Runden im Schwimmbad oder radeln Sie die letzten 500 Meter langsam. Oder machen Sie zum Abschluß noch fünf bis zehn Minuten gemütliche Dehn- und Streckübungen. Auf diese Weise läßt sich eine steife Muskulatur aufgrund der körperlichen Anstrengung größtenteils vermeiden. Außerdem bedeutet die Phase unmittelbar nach der Anstrengung einen großen Streß für das Herz, da während der Abkühlungsperiode der Blutspiegel von Adrenalin und Noradrenalin ansteigt. Die beste Strategie dagegen ist eine allmähliche Verringerung der Belastung im Training.
▷ Eine gute Ausrüstung ist sehr wichtig. Am falschen Platz zu sparen kann Ihnen die Freude am Sport rauben.
▷ Übertrieben harte oder wettkampfbetonte Sportarten können für ältere Menschen gefährlich sein. Es liegen jedoch eindeutige Beweise dafür vor, daß regelmäßiges vernünftiges Training, das Ihnen zu einer guten Kondition verhilft, vollkommen ungefährlich ist, vorausgesetzt, Sie sind kein starker Raucher und nicht zu übergewichtig.

Um sicher zu gehen, daß Sie gesund sind und mit einem Bewegungsprogramm kein Risiko eingehen, empfiehlt es sich, den Arzt aufzusuchen, bevor Sie zu üben beginnen. Eine ärztliche Untersuchung ist obligatorisch, wenn Sie über 40 sind, 20 Pfund oder mehr Übergewicht haben, Herz- und Kreislauf-Krankheiten in der Familie vorkommen; wenn Sie rauchen, hohen Blutdruck oder einen hohen Cholesterinspiegel haben.

Wenn Sie Schmerzen in der Brust oder andere wiederkehrende Schmerzen spüren, nachdem Sie mit Ihren Übungen begonnen haben, brechen Sie das Programm sofort ab. Schmerzen und Beschwerden sind immer ein Zeichen dafür, daß Sie aufhören sollten. Intensive Dauerbelastung sollten Sie unterlassen:

▷ bei Fieber und Infektionen – durch die Anstrengung könnte sich die Infektion ausbreiten.

▷ bei vollem Magen und bis zwei Stunden nach dem Essen, weil der Verdauungsvorgang Sauerstoff, also eine größere Durchblutung verlangt.
▷ sofort nach dem Eintreffen in Höhen über 2000 bis 2500 Metern – Gefahr des Kreislaufkollaps.
▷ bei Außentemperaturen über etwa 28°C und Werten von relativer Luftfeuchtigkeit über 85 Prozent. Bei zusätzlicher Belastung droht hier ein Kreislaufkollaps. Eine gewisse Ausnahme ist es, wenn man derartige Extrembedingungen gewöhnt und gesund ist.
▷ Herz-Kreislauf-Kranke müssen ihr Trainingsprogramm und die richtige Trainingsdosis gemeinsam mit dem Arzt ermitteln.
▷ Bei rheumatischen Krankheiten sollten Sie Ihr spezielles Bewegungsprogramm mit einem Arzt absprechen.

Im folgenden stellen wir Ihnen vier Sportarten vor, die ein ideales Gegengewicht zum vielfach berufsbedingten Bewegungsmangel bilden: Gehen, Laufen, Radfahren und Schwimmen.

Gehen

Schnellgehen gehört zu den besten und gesündesten Feierabendsportarten! Der Eindruck, daß die »Sportart« zu wenig fordert, als daß sie als konditionsfördernd gelten könnte, ist falsch. Sicherlich dauert es etwas länger, bis ein bestimmter Fitneßgrad erreicht ist. Dafür ist Gehen aber die Sportart für alle, die befürchten müssen, sich beim Laufen Gelenk-, Knochen- oder Muskelverletzungen zuzuziehen.

Ist Gehen die einzige Sportart, die Sie betreiben, empfiehlt es sich, an vier bis fünf Tagen der Woche jeweils fünf Kilometer in 45 Minuten zu gehen.

Untenstehende Tabelle gibt Ihnen an, wieviel Kalorien Sie pro Stunde verbrennen, wenn Sie mit normaler Geschwindigkeit auf ebenem Gelände gehen, und wieviel Sie verbrauchen, wenn Sie mit einer leichten Steigung wandern. Wenn Sie eine Tasche oder einen Rucksack tragen, müssen Sie dieses Gewicht dem eigenen Körpergewicht hinzuaddieren. Bei Steigungen zählt das Gewicht der Tasche doppelt:

Gewicht in kg	Kalorienverbrauch ebenerdig	10% Steigung
50	200	380
59	228	433
68	252	479
77	272	517
86	300	570

Quelle: Gesundheitsreport Intern Juni 86, Universität Berkeley

Machen Sie vor dem Gehen einige sanfte Streckübungen, um die Muskeln aufzulockern und den Körper aufzuwärmen. Vergessen Sie auch nicht, genügend zu trinken, damit Ihre Energie erhalten bleibt: bei heißem Wetter etwa alle 30 Minuten ein Glas Wasser. Schnelles Gehen trainiert in erster Linie Gesäß- und Beinmuskulatur, Bergabgehen hauptsächlich den Quadrizeps, die Muskelgruppe, die das Bein anhebt. Treppen und Steigungen auf der Gehstrecke intensivieren den Trainingseffekt und verbessern die Herz-Lungen-Kapazität.

Gehen kann Sie – vom Trainingseffekt her – genausoweit bringen wie das Laufen. Eine amerikanische Studie belegt, daß – mit Ausnahme einer geringfügig niedrigeren Herz-Lungen-Kapazität – Weltklasse-Geher die gleichen physiologischen Werte aufweisen wie Marathonläufer. Inzwischen kommt – ebenfalls aus den USA – die frohe Kunde, daß es eine neue Freizeitsportart namens »Walking« gibt. Sportschuhhersteller wittern Millionenumsätze. Was »Walking« bedeutet? Nun, frei übersetzt: »Gehen«.

Laufen

Völlig Untrainierte sollten mit einer Minute langsamen Dauerlaufs täglich beginnen und zwar in einem Tempo, bei dem noch eine Unterhaltung möglich wäre. Sie dürfen dabei nicht außer Atem kommen, der Puls sollte kontrolliert werden und darf 120 bis 130 Schläge in der Minute nicht überschreiten. Herzklopfen oder gar Herzschmerzen dürfen keinesfalls auftreten. In diesem Fall muß das Training für diesen Tag sofort abgebrochen werden!

Nach einer Woche steigert man das Pensum auf zwei Minuten und von da an von Woche zu Woche um jeweils eine weitere Minute. Tritt während des Laufs Atemlosigkeit ein, sofort zum Schrittempo überwechseln, bis sich der Atem wieder beruhigt hat. Dann erst weiterlaufen und die Gehzeit nicht auf das Laufpensum anrechnen.

Innerhalb von 30 Wochen hat man so das ideale Pensum von täglich einer halben Stunde Dauerlauf erreicht, das nun beibehalten werden sollte. Es reicht aus, um den Menschen bis ins hohe Alter gesund und leistungsfähig zu erhalten.

Zur Vermeidung von Gesundheitsschäden, insbesondere von Knochen-, Gelenks- und Muskelverletzungen, sollten Sie auf folgende Punkte besonders achten:

▷ *Aufwärmen:* Besonders wichtig! Verwenden Sie drei bis fünf Minuten darauf, sich zu strecken und zu dehnen, die Arme zu schwingen, die Beine auszuschütteln.

▷ *Lauftechnik:* Verkrampfen und verspannen Sie sich nicht beim Laufen. Der ganze Körper muß locker und frei beweglich bleiben (besonders Hals und Arme). Nicht nach vorne gebeugt oder mit herausgestrecktem Gesäß laufen. Rollen Sie die Füße beim Laufen ab. Weder sollten Sie ausschließlich auf Zehen und Ballen laufen, noch das Körpergewicht zu sehr in die Fersen »pressen«. Heben Sie auch nicht zu sehr vom Boden ab, das belastet Bänder, Sehnen und Knochen unnötig stark.
▷ *Schuhe:* Der Markt bietet inzwischen ausgezeichnete Joggingschuhe an. Je härter der Untergrund, desto federnder und dämpfender müssen die Schuhe sein. Fester Halt ist wichtig! Am geeignetsten sind Modelle, wie sie auch Marathonläufer benutzen. Solche Schuhe garantieren den richtigen leichten Trab und verhindern, daß dabei Sehnen- und Bänderzerrungen auftreten.
▷ *Untergrund:* Beton federt kaum, eignet sich am schlechtesten. Gute Untergründe bieten Aschenbahnen und Wald- und Wiesenwege.
▷ *Streckenführung:* Ebenes Gelände ist zu bevorzugen, Steigungen stellen für den Feierabendläufer möglicherweise eine zu große Belastung für Bänder und Gelenke dar.

Um welche Tageszeit das tägliche Laufpensum absolviert wird, ist nicht von Bedeutung. Hauptsache, man läuft – und zwar bei jedem Wetter! Selbstverständlich in entsprechender Kleidung, die sowohl leicht sein als auch vor Regen, Wind und Kälte schützen, den Schweiß aufsaugen und Schweißverdunstungen nicht behindern soll.

Radfahren

Das Fahrradfahren zählt deshalb zu den besten Feierabendsportarten, weil es die Entwicklung der Beinmuskulatur fördert und eine ganz ausgezeichnete Wirkung auf das Herz-Kreislauf-System hat. Auf Knochen und Gelenke wirkt es weniger belastend als Laufen.

Dagegen ist die Gefahr, vom Rad zu fallen oder in einen Verkehrsunfall verwickelt zu werden, nicht zu unterschätzen. Schlechte Witterungsbedingungen, Schlaglöcher oder plötzliche Ablenkungen können schnell zu einem Sturz führen. Deshalb sollte ein guter Schutzhelm, der vor dem Losradeln auch tatsächlich aufgesetzt wird, zur Grundausrüstung gehören: Die schwersten Verletzungen beim Radfahren sind Kopfverletzungen.

Empfehlenswert sind Räder mit drei bis zehn Gängen. Ein Rad ohne Gangschaltung fährt sich besonders in hügeligem Gelände recht schwer. Andererseits muß bei einem Rad mit Gangschaltung beträchtlich weniger Energie aufgewendet werden, was bedeutet, daß weitere Strecken gefahren werden müssen, um einen guten Trainingseffekt zu erzielen.

Anfänger sollten auch beim Fahrradfahren das Trainingsprogramm langsam angehen lassen. Das ist für das Herz eindeutig besser. Wer gänzlich »formlos« ist, wird ein paar Wochen benötigen, bis sich Kondition und Muskeln aufgebaut haben.

In diesen Fällen ist es sinnvoll, mindestens zehn Wochen anzusetzen, um sich an eine Geschwindigkeit von ungefähr 25 Kilometer pro Stunde heranzuarbeiten. Bei dieser Geschwindigkeit lassen sich anderthalb Kilometer in vier Minuten schaffen. Das ist schnell genug. Was darüber liegt, ist bereits Renngeschwindigkeit und für einen angemessenen Trainingseffekt nicht erforderlich. Ein effektives und anspruchsvolles Programm fährt, wer an fünf Tagen in der Woche ungefähr acht Kilometer in 20 Minuten zurücklegt!

Schwimmen

Beim Schwimmen werden nicht nur die meisten Muskeln des Körpers benutzt, es hat gegenüber anderen Sportarten auch noch einige andere Vorteile: So ist beim Schwimmen wegen des natürlichen Auftriebs im Wasser die Belastung der Muskeln und des Skelettapparates schonender. Entsprechend seltener treten Sehnen- und Gelenkkrankheiten auf.

Ein sinnvolles Training sollte an mindestens vier Tagen in der Woche 20 bis 30 Minuten dauern, damit im Herz-Kreislauf-System der erwünschte Effekt erzielt wird. Dabei verbraucht ein guter Schwimmer in verhältnismäßig kurzer Zeit erstaunlich viele Kalorien. Je nach Geschwindigkeit und Schwimmstil können es zwischen fünf und 20 Kalorien pro Minute sein.

Allerdings, ganz ohne mögliche nachteilige Erscheinungen geht es auch beim Schwimmen nicht. Nicht jedem gefällt und bekommt das mitunter sehr stark gechlorte Wasser. Augenreizungen und manchmal sogar -entzündungen können die Folge sein. Auch mit einem (häufigeren) Schnupfen müssen sich einige Schwimmer herumplagen. In manchen Fällen sorgen Nasenklemmen und Schwimmbrillen dafür, daß diese Erscheinungen vermieden werden können.

Lebensweise

»Ich schlief und träumte, das Leben wäre Freude;
ich erwachte und sah, das Leben war Pflicht;
ich handelte – und siehe: die Pflicht war Freude.«
(Rabindranath Tagore)

Lebensregeln stehen nicht mehr hoch im Kurs, und das sicher teilweise zu recht. Wir wollen ja den Streß – wo er schadet – reduzieren und nicht mit moralinsauren »Gesundheitsregeln« unserem durchsystematisierten Leben noch mehr Pflichten hinzufügen. Freude, Heiterkeit und Ausgelassenheit haben einen ebenso wichtigen Platz im Leben: Wie in allen anderen Bereichen auch ist einzig das rechte Maß entscheidend.

Im Idealfall vollzieht sich unser tägliches Leben in einem gesunden dynamischen Wechsel zwischen Spannung und Entspannung. Um dieses Gleichgewicht zu halten, müssen Sie für sich selbst das rechte Maß zwischen Bewegung und Arbeit, Ruhe und Erholung finden. Wenn Sie überwiegend im Büro sitzen, sollten Sie sich in Ihrer Freizeit einen körperlichen Ausgleich schaffen. Wer hart körperlich arbeitet, sollte sich vielleicht eher geistig-kommunikativen Beschäftigungen widmen.

Ein wichtiges Prinzip, das Ihnen darüber hinaus helfen kann, neue Energiequellen zu erschließen, ist Rhythmus. Es bedeutet nichts anderes, als sich an bestimmte Regelmäßigkeiten zu halten, ohne sich von ihnen versklaven zu lassen: bei den Mahlzeiten, beim Schlaf-Wach-Rhythmus, beim Arbeitsstil.

Streßkorrektive

Gönnen Sie sich Pausen während der Arbeitszeit. Wer viele kleine Pausen macht, ist letztendlich vitaler und schafft mehr als der »Geschäftige«, der keine oder kaum Pausen macht. Das Ergebnis ist meistens »Gschaftlhuberei«, die Kreativität kommt zu kurz, Souveränität geht verloren. Denken Sie an den Spruch von Winston Churchill: »Die Friedhöfe sind voll von Menschen, die sich für unentbehrlich gehalten haben.«

Unterschätzen Sie auch nicht die einfachen Dinge, die Streß vermindern können: eine angenehme Musik, ein sonniger Tag ... Zahlreiche Untersuchungen haben die positive Wirkung von Licht, Luft und Bewegung bewiesen – unsere Stimmung hellt sich auf. Setzen Sie auch Ihre Phantasie ein: Überlegen Sie, was Sie einem Freund oder einer Freundin raten würden, wenn diese(r) an Ihrer Stelle wäre.

Und: Auch Singen, Weinen und Lachen helfen dabei, angestauten Streß abzubauen. Kürzlich wurde in einem Untersuchungsprogramm der Universität von Kalifornien in Santa Barbara wissenschaftlich nachgewiesen, daß Lachen mindestens ebenso wirksam Streß reduziert wie weit komplexere Biofeedback-Trainingsprogramme. Und Lachen, so betonten die Forscher, erfordert kein spezielles Training, keine spezielle Ausrüstung und keine spezielle Laboratmosphäre ...

Energiespender Schlaf

Gesunder Schlaf ist einer der wichtigsten Energiespender. Finden Sie heraus, ob Sie Frühaufsteher oder Morgenmuffel, Kurz- oder Langschläfer sind, entdecken Sie Ihre wahren Bedürfnisse und versuchen Sie einen machbaren Kompromiß zwischen ihnen und Ihren Pflichten zu konstruieren.

Nicht nur Zeitpunkt und Dauer von Schlaf- und Ruhepausen können falsch sein, sondern auch ihre Begleitumstände: daß zuviel Alkohol, Rauchen, eine schwere Abendmahlzeit, Licht und Lärm, aber auch ein vorangegangener Streit mit dem Partner den Schlaf stören, ist eine Binsenweisheit. Untersuchen Sie also Ihre Feierabendgewohnheiten. Wer sich am Feierabend falsch verhält, braucht sich nicht zu wundern, wenn er trotz eines anstrengenden, erschöpfenden Arbeitstages schlecht einschlafen kann oder Schlafstörungen hat. Gehen Sie beispielsweise noch mal um den Block und genießen Sie die Abendluft.

Noch 1960 konnte der amerikanische Nervenarzt (!) David Kline schreiben: »Ich kann mir nicht vorstellen, daß Gott die Maschinerie des Menschen so unvollkommen erschaffen hat, daß sie für ein Drittel seines Lebens stillgelegt werden muß.« Heute wissen wir, daß unser Organismus im Schlaf nur scheinbar ruht. Im Schlaf finden die »Aufräumungsarbeiten« statt, die dazu dienen, den am Tag angesammelten Müll zu beseitigen und Vorräte für den neuen Tag bereitzustellen – auf geistiger wie auf körperlicher Ebene. Verdauungssystem und Stoffwechsel können des nachts ungestört ihrer Tätigkeit nachgehen und sorgen für frische Energie. Wichtig ist, daß jede dauerhafte Störung des Rhythmus zwischen Aktivität am Tage und Regeneration im Schlaf zu krankhaften Erscheinungen führen kann, die sich meist zuallererst im Verdauungsapparat äußern.

Über das notwendige Schlafpensum läßt sich wie bekanntlich über guten Geschmack nicht streiten. »Ein guter Nachtschlaf ist das, was uns am nächsten Morgen frisch, wach und in guter Stimmung fühlen läßt«, sagt Dr. Arthur Spielmann, Direktor des Zentrums für Schlafstörungen in New York. Und das ist eben individuell verschieden – der eine braucht sechs, der andere neun Stunden Schlaf.

<u>Regeln für einen guten Nachtschlaf</u>

▷ Entspannen Sie sich etwa eine Stunde vor dem Schlafengehen; lesen Sie, hören Sie Musik, nehmen Sie ein warmes Bad (kein heißes!).

▷ Nikotin und Alkohol bringen die physiologischen Schlafstadien durcheinander.

▷ Kaffee, Tee oder Cola zwei bis vier Stunden vor dem Schlafengehen vermeiden.

▷ Bewegung und Sport entspannen die Muskeln. Überanstrengung und Muskelerschöpfung *unmittelbar* vor dem Schlafengehen sind jedoch ungünstig.

▷ Im Schlafzimmer sollte eine Raumtemperatur von 15 bis 17°C herrschen.
▷ Entspannen Sie im Bett nacheinander alle Muskelgruppen, vor allem, wenn Sie Einschlafschwierigkeiten haben.
▷ Besonders bei Einschlafschwierigkeiten: Gehen Sie nur ins Bett, wenn Sie schläfrig sind. Wenn Sie nach 15 bis 20 Minuten noch nicht einschlafen können, stehen Sie auf und verlassen Sie das Schlafzimmer. Gehen Sie erst wieder zurück, wenn Sie wirklich müde sind.
▷ Essen Sie nicht zu spät, sonst muß Ihr Verdauungssystem auf vollen Touren arbeiten.
▷ Ganz gleich, zu welcher Zeit Sie schlafen gehen: Stehen Sie immer zur selben Zeit auf – und vermeiden Sie Nickerchen während des Tages, die länger als 25 Minuten dauern.

Entspannung

Freundlicher, gelassener Umgang mit sich selbst und seinem Körper, Entspannung und Harmonie mit körperlichen und geistigen Spannungs- und Entspannungsrhythmen sind Säulen jeder erfolgversprechenden Vorbeugung und Therapie psychosomatischer Krankheiten.

Viele Menschen sind ständig körperlich angespannt und sich dieser Tatsache kaum oder gar nicht bewußt. Möglicherweise sind Ihre Schultern gerade verkrampft, der Fuß wippt vor sich hin, vielleicht beißen Sie gerade gewohnheitsmäßig die Kiefern fest aufeinander oder schieben den Unterkiefer vor. Oder Sie quetschen gar mit verschränkten Armen den Bauch ein, spielen mit den Fingern im Haar, halten mit der Hand die Armstütze Ihres Stuhles »fest«. All dies sind Zeichen einer inneren Anspannung – gleichbedeutend mit Streß.

Eine solche Dauerspannung führt dazu, daß Sie am Ende des Tages erschöpfter sind als nötig, daß Ihre Muskeln, der Kopf oder der Rücken schmerzen. Gerade der Nacken- und der Schulterbereich sind besonders häufig verspannt – mit Rücken- und Kopfschmerzen als Folge. Auch die Bauchmuskulatur, vor allem von Molligen und Übergewichtigen, verkrampft sich nicht selten – was sich früher oder später auf die Verdauungstätigkeit auswirkt.

Viele von uns haben sich im Laufe langer Jahre an eine ständige Muskelanspannung gewöhnt, sie dringt gar nicht mehr als außergewöhnlich ins Bewußtsein. Die beste und natürlichste Methode, um Spannung und Entspannung der Muskulatur zu erkennen, fordert Ihren Tastsinn: Tastend kann man den Unterschied zwischen einem weichen Muskel im Ruhezustand, einem harten Muskel im Spannungszustand und die verschiedenen Grade der Muskelanspannung deutlich erfühlen. Versuchen Sie's mal:

▷ Tasten Sie mit den Fingern einer Hand die Nackenmuskulatur ab, erst bei aufrechtem Kopf, dann bei nach vorne gebeugtem Kopf, häufig unsere »Normalstellung«. Im Sitzen und beim aufrechten Stehen sollte der Nacken entspannt sein.
▷ Tasten Sie im Sitzen den herabhängenden Arm ab, heben Sie dann diesen Arm ein wenig und fühlen Sie die Veränderung. Sie werden entdecken, daß bei lockeren und entspannten Armen auch Ihre Schultern entspannt sind.
▷ Mit einem Partner können Sie üben, indem Sie sich flach auf den Rücken legen: Ihr Partner hebt nun Ihren Arm langsam in die Höhe und bewegt ihn leicht und vorsichtig hin und her. Sie werden spüren können, ob Sie sich dabei entspannen oder ob Sie der Bewegung Widerstand leisten.
▷ So läßt sich auch der Zustand Ihrer Nackenmuskulatur feststellen: Sie liegen flach auf dem Rücken, der Partner sitzt hinter Ihnen und hebt vorsichtig und leicht mit beiden Händen Ihren Kopf empor. Je nach Entspannungsgrad werden Sie leichten passiven Bewegungen Ihres Kopfes mehr oder weniger Widerstand entgegensetzen.

Je mehr Sie auf Ihre Haltung und Ihre Bewegungsabläufe achten, desto leichter werden Sie Spannungszeichen erkennen. Achten Sie auch bei anderen Menschen darauf: Hochgezogene Schultern, vorgeschobener oder zurückgezogener Kopf, durchgedrückte Knie sind immer ein Zeichen von innerer Anspannung.

Die Progressive Muskelentspannung

Die Progressive Muskelentspannung wurde in den dreißiger Jahren von dem Mediziner Edmund Jacobsen entwickelt, um eine tiefe Muskelentspannung zu erreichen. Viele Menschen können verspannte Muskelpartien auf Anhieb gar nicht lockerlassen. Aber eines können sie: diese Muskeln *noch stärker* anspannen. Dieses Prinzip macht sich die Progressive Muskelentspannung zunutze. Bestimmte Muskelgruppen werden dabei nacheinander maximal angespannt und dann lockergelassen. Nach der starken Anspannung tritt eine automatische Entspannung ein, die den Weg für eine bewußte Entspannung bahnt.

<u>Übungsablauf</u>
Sorgen Sie dafür, daß Sie ungestört sind. Setzen Sie sich mit geradem

Rücken und parallel gestellten Beinen auf einen Stuhl. Beide Füße berühren bequem den Boden, und die Hände liegen mit den Handflächen auf den Oberschenkeln. Öffnen Sie beengende Gürtel oder Knöpfe. Schließen Sie die Augen und richten Sie Ihre Wahrnehmung nach innen. Fangen Sie nun an, nacheinander bestimmte Muskeln erst anzuspannen und dann wieder lockerzulassen. Spannen Sie die Muskeln langsam an, konzentrieren Sie sich auf die Spannung in den Muskeln und steigern Sie diese, soweit Sie können. Halten Sie die Spannung 15 Sekunden und lassen Sie dann plötzlich los. Konzentrieren Sie sich dabei auf die Entspannung in den vorher angespannten Muskeln. Bleiben Sie 45 Sekunden so entspannt. Spannen sie nun die nächste Muskelgruppe an ...

Wenn Sie Ihren ganzen Körper von oben nach unten entspannt haben, werden Sie sich ruhig und friedlich fühlen. Achten Sie nun darauf, wie Ihr Atem ruhig und gleichmäßig durch die Nase in Ihren Körper strömt. Stellen Sie sich vor, daß er bis in Ihren Bauch fließt und dann durch den leicht geöffneten Mund Ihren Körper wieder verläßt. Nehmen Sie nun ganz bewußt das allgemeine Gefühl der Entspannung in sich auf.

Wenn Sie mit der Übung aufhören wollen, sagen Sie sich in Gedanken: »Ich atme dreimal tief ein und aus, dann öffne ich die Augen und bin hellwach, entspannt, frisch und klar.«

Reihenfolge

▷ Hinsetzen, Augen schließen, zehnmal tief ein- und ausatmen.

▷ 15 Sekunden Fäuste ballen – dann 45 Sekunden entspannen.

▷ 15 Sekunden beide Oberarme seitlich gegen den Brustkorb pressen – dann 45 Sekunden entspannen.

▷ 15 Sekunden Hände vor der Brust falten und zusammendrücken – dann 45 Sekunden entspannen.

▷ Die Schultern ganz hoch ziehen – dann 45 Sekunden entspannen.

▷ 15 Sekunden das Kinn gegen die Brust drücken – dann 45 Sekunden entspannen.

▷ 15 Sekunden Stirn runzeln, Augenbrauen dabei nach oben ziehen – dann 45 Sekunden entspannen.

▷ 15 Sekunden die Augenbrauen zusammenziehen und die Augen fest schließen – dann 45 Sekunden entspannen.

▷ 15 Sekunden die Zähne fest zusammenbeißen – dann 45 Sekunden entspannen.

▷ 15 Sekunden das Kinn so weit wie möglich nach vorn schieben – dann 45 Sekunden entspannen.

▷ 15 Sekunden die Lippen fest aufeinanderpressen – dann 45 Sekunden entspannen.

▷ 15 Sekunden Bauch einziehen, hart machen – dann 45 Sekunden entspannen.

▷ 15 Sekunden Gesäßmuskeln anspannen, mitsamt der Beckenmuskulatur – dann 45 Sekunden entspannen.

▷ 15 Sekunden Knie zusammendrücken – dann 45 Sekunden entspannen.

▷ 15 Sekunden beide Füße gegen den Boden drücken – dann 45 Sekunden entspannen.

▷ Beine ausstrecken und Zehenspitzen nach vorne von sich wegdrücken – dann 45 Sekunden entspannen.

▷ 15 Sekunden Beine ausstrecken und den Fuß und die Zehen zum Körper hinziehen – dann 45 Sekunden entspannen.

Für die allgemeine Entspannung ist ein entspanntes Gesicht unerläßlich. Achten Sie darauf, nicht nur, wenn Sie die Progressive Muskelentspannung durchführen. Noch ein Hinweis: Es hat sich bewährt, sich selbst die Anweisungen auf eine Kassette vorzusprechen. Das hat den Vorteil, daß die Zeiten von Anspannung und Entspannung und die Reihenfolge vorgegeben sind und man sich ganz auf die Übung konzentrieren kann. Wenn Sie auf Band sprechen, achten Sie bitte unbedingt darauf, daß Sie sich zu diesem Zeitpunkt in einem entspannten und kräftigen Zustand befinden. Die Stimme überträgt jeden Unterton von Streß oder Depression. Sprechen Sie also entspannt, aber geben Sie Ihrer Stimme auch Kraft, Humor, Freude und Zuversicht, denn gerade im Zustand der Tiefenentspannung sind Sie sehr offen und viel aufnahmefähiger für positive Programmierungen wie: »Ich werde täglich diszipliniert die Progressive Muskelentspannung durchführen« oder »Ich bleibe in Streßsituationen ganz locker und entspannt«. Diese Sätze werden in Ihrem Unterbewußtsein gespeichert und üben eine ständige Wirkung aus.

Hilfreich ist auch, die Entspannungsübungen mit Musik zu unterlegen und sie jedesmal mit dem gleichen Ritual einzuleiten, beispielsweise, indem man sich vor der Übung Hände, Unterarme und Gesicht mit kaltem Wasser wäscht. Das Wasser allein hat schon einen entspannenden und erfrischenden Effekt. Durch die ständige Wiederholung dieses Vorgangs wird zudem ein bedingter Reflex aufgebaut, der das Waschen mit der Entspannung verbindet. Ähnlich verhält es sich mit der Musik. Mit zunehmender Übung können in Streßzeiten schon Waschen oder das Hören dieser Musik allein die Entspannungsreaktion einleiten.

ERNÄHRUNGS-FAHRPLAN

»Gott hat jedem bei der Geburt ein bestimmtes Maß
an Speise und Trank zugeteilt.
Wer nur wenig und zur rechten Zeit ißt, zehrt lange daran.
Wer aber viel verbraucht, kommt früh zu Ende damit.«
(Arabisches Sprichwort)

Krankheitsauslöser »einseitige Ernährung«

Eine gesunde Ernährung mit der entsprechenden Vollwert- und Rohkost zählt zu den besten vorbeugenden Maßnahmen gegen jede Art von Krankheit und macht im Falle von Verstopfung Abführmittel langfristig völlig überflüssig. Man braucht dazu auf keinen Genuß zu verzichten, der sich langfristig als bekömmlich erwiesen hat. Man muß nur den Kalorien-Terror der Mastküche und Vielesserei brechen lernen.

Zu berücksichtigen ist hierbei die »toxische Gesamtsituation«. Zu keiner Zeit in der Geschichte waren wir einer solchen Vielfalt von außen kommender Giftwirkungen ausgesetzt, sei es als Bestandteil unserer denaturierten Nahrung – etwa Konservierungsmittel, Farb- und »Geschmacksstoffe« etc. – oder als Schädlingsbekämpfungsmittel, Abfallprodukte der Industrie usw. Blei-, Arsen-, Cadmium- und Quecksilberverbindungen tummeln sich inzwischen in unserem Körper. Ein Grund mehr, auf unseren Stoffwechsel besondere Rücksicht zu nehmen und alles dafür zu tun, daß er möglichst reibungslos funktioniert.

Unsere Verdauung kann ihre Aufgabe nur dann voll und ganz erfüllen, wenn wir unserem Körper die notwendigen und geeigneten Substanzen zuführen. Zahlreiche Nährstoffe sind »essentiell«, was nichts anderes bedeutet als »lebensnotwendig«: Vitamine, Mineralstoffe, Aminosäuren, Fettsäuren. Selbst wenn diese Stoffe in unserer Nahrung enthalten sind, entscheidet der jeweilige Anteil darüber, ob die Nahrung »vollwertig« oder einseitig ist. Man schätzt, daß etwa 90 Prozent aller Ursachen für die »Zivilisationskrankheit« Verstopfung auf einseitige und falsche Ernährung zurückzuführen sind. Aber auch von zahlreichen weiteren Krankheiten – von Gicht über die Arteriosklerose bis hin zum Dickdarmkrebs – weiß man inzwischen, daß Ernährungsgewohnheiten einen wesentlichen, wenn nicht ausschlaggebenden Faktor bei deren Entstehung bilden. Natürlich gibt es Menschen, die trotz falscher Ernährung ein biblisches Alter erreichen und dabei ein glückliches und erfülltes Leben führen. Doch das ist gewiß nicht die Regel.

Zwischen Ideologie und Gewohnheit: unsere Eßkultur

Schon vor 3500 Jahren hat ein weiser Mensch auf einer Papyrusrolle den Spruch verewigt: »Die meisten Menschen essen zuviel. Von einem Viertel dessen, was sie verzehren, leben sie selbst, von den restlichen drei Viertel die Ärzte.« Ärzte aller Zeiten haben diese Ansicht vertreten. Was macht es so schwer, uns anders, gesünder zu ernähren?

Zuallererst der zähe, klebrige Faktor Gewohnheit. Eßgewohnheiten werden weitgehend vom Elternhaus und der Familie mitbestimmt. Viele Eltern sind geradezu darauf versessen, »gute Esser« aus ihren Kindern zu machen. »Aufessen« wird zum Signal für Gehorsam und »gutes Benehmen«. Aufgrund der Sinnentleertheit unseres Alltags hat sich zudem eine »Eßkultur« entwickelt, die beinahe zu einer Kunstform erhoben worden ist. Fast schon bekommt man ein schlechtes Gewissen, wenn man Äpfel aus Nachbars Garten als Nachtisch anbietet, statt der obligatorischen Mangofrüchte aus Mexiko.

Zum anderen ist die Ernährungsweise eng verknüpft mit unseren Lebensumständen, mit beruflichen »Sachzwängen«, Streß, Hetze und Termindruck. Fast immer sind wir von diesen Abläufen so sehr abhängig, daß die Nahrungsaufnahme nur noch eine unbedeutende Nebenrolle im Tageslauf einnimmt: Gehetzt schlingen wir die Mahlzeiten in uns hinein, weil wir glauben, etwas zu versäumen. Mißerfolge und Unzufriedenheit bringen uns dazu, die doppelte und dreifache Menge in uns hineinzustopfen ... Essen wird zur Droge.

Daß manchmal ein Schock nötig ist, um das Gefängnis der Gewohnheit zu verlassen, zeigt eine Anekdote aus dem Leben der Kaiserin Maria Theresia: Obwohl sie unter starken Verdauungsbeschwerden litt, nützten alle Ermahnungen ihres Leibarztes Sieten, doch bescheidener zu essen, nichts. Eines Tages ließ der Arzt während eines Festmahles einen Eimer kommen und warf von jeder Speise und jedem Getränk genau jene Menge hinein, die die Kaiserin gewöhnlich zu sich nahm. Zu später Stunde fragte sie ihn endlich, was er denn da treibe. Sieten nahm den Kübel mit der nicht gerade appetitlichen Brühe aus Suppe, Fisch- und Fleischteilen, Soßen, Gewürzen, Torten, Schlagrahm und Getränken und hielt sie der erstaunten Kaiserin unter die sich rümpfende Nase: »Nur um zu zeigen, wie es in Eurer Majestät Magen jetzt gerade aussieht!« Fortan befolgte die Kaiserin die Vorschriften des Arztes und wurde gesund ...

Nur wenige von uns können sich einen Leibarzt leisten, noch dazu einen solch erfinderischen. Unser Leibarzt sind wir selbst, und Schocks verabreicht uns der Körper in Form von scheinbar plötzlich auftretenden Krankheiten, die nichts anderes sind als mahnende Fingerzeige unseres »inneren Arztes«.

Wir haben bereits davon gesprochen, daß Verdauungsstörungen nicht von der Funktion anderer Organe und Körpersysteme getrennt werden können. Das eine wirkt auf das andere. Herzbeschwerden beispielsweise lassen sich häufig auf einen übervollen und geblähten Magen zurückführen. Magen und Herz sind nur durch eine dünne Decke, das Zwerchfell, voneinander getrennt. Der Magen wird gegen das Herz gepreßt, es weicht nach oben aus und wird so von seinem Platz verdrängt. Vor allem beim schon arteriosklerotisch geschädigten Herzen kommt es zu einer zusätzlichen Durchblutungsstörung und damit häufig zu Herzschmerzen bis hin zum Angina-pectoris-Anfall. Auch unsere Atemtätigkeit flacht bei einer zu üppigen Füllung der Verdauungsorgane ab und wird oberflächig. Dabei kann gerade eine ungestörte Atmung zu einer Anregung der Verdauungstätigkeit beitragen. Natürlich gibt es Menschen, die von Natur aus derart leistungsfähige Organe besitzen, daß sie auch bei großen Belastungen keinen Schaden erleiden.

Bausteine einer gesunden Ernährung

Oft bekommen wir von Ärzten und Ernährungswissenschaftlern zu hören, daß wir zu viel, zu fett, zu süß und zu einseitig essen. Das stimmt. Dabei wäre es so einfach, sich auf eine ausgewogene Mischkost, die alle lebensnotwendigen Substanzen enthält, umzustellen, ohne auf die gelegentliche, geliebte Schweinshaxe oder Tafel Schokolade verzichten zu müssen, solange nicht irgendeine strenge Diät auf ärztliche Anweisung hin eingehalten werden muß. Wenn Sie die folgenden Seiten aufmerksam lesen, werden Sie bemerken, daß eine ausgewogene Ernährung nicht viel Zeit in Anspruch nimmt. Voraussetzung dafür sind ein paar Gramm Selbstdisziplin, ein Pfund Selbstliebe und eine Prise Phantasie. Das nötige Kilo Information stellen wir Ihnen zur Verfügung.

Sicherlich bilden raffinierte, industriell verarbeitete Grundstoffe unserer Kost – weißes Mehl, Zucker, konservierte Speisen und Getränke – keine gute Basis für eine harmonisch aufeinander abgestimmte Ernährung. Genausowenig kann man eine Kost »ausgewogen« nennen, die nur noch aus frischem und rohem Gemüse und Obst besteht. Vielleicht sagt es dem einen aus geschmacklichen oder ideologischen Gründen zu, sich nur vegetarisch oder »makrobiotisch« zu ernähren. Physiologische oder gesundheitliche Gründe gibt es dafür nicht.

Grundsätzlich gilt: Nur wenige Menschen vertragen ständige Extreme in der Ernährung. Gelegentliche »Exzesse« erhalten im Gegenteil die Leistungsfähigkeit unserer Verdauungsorgane. Wir stellen uns bewußt gegen die derzeit oft propagierte und vielgelobte »Schonkost« für alle. Sie mag bei bestimmten Magen-Darm-Krankheiten angezeigt sein, aber nicht beim gesunden Menschen. Mit demselben Recht könnte man für das Rolltreppenfahren werben, weil es die Gefahr eines »Muskelkaters« verringert. Ständige Unterforderung ist in allen Bereichen des menschlichen Lebens genauso schädlich wie ständige Überforderung und arbeitet letztlich den Ärzten und besonders der Arzneimittelindustrie in die Hände.

Daß wir Ihnen empfehlen, bei der Wahl Ihrer Lebensmittel solche aus biologischem Anbau vorzuziehen (vor allem Frisch- und Rohkost, Gemüse, Obst und Getreide), versteht sich von selbst. Die paar Mark mehr, die solche Produkte (noch) kosten, sind gut angelegt. Auch hier lassen sich mit genauen Analysen noch Spuren schädlicher Stoffe (Pestizide, Blei, Quecksilber, Cadmium u. ä.) nachweisen, die ja inzwischen überall im Boden vorhanden sind, aber eben nur noch in Spuren. Der zunehmenden Umweltverschmutzung, die in hohem Maße die Qualität unserer Lebensmittel beeinträchtigt, können die wenigsten unter uns ganz entgehen, aber es ist bei informierter Auswahl kein Problem, die damit verbundenen Risiken um ein Vielfaches zu verringern.

Vielen Menschen bereitet es keine größeren gesundheitlichen Probleme, sich über längere Zeit »unphysiologisch« zu ernähren, nicht jeder verträgt zudem große Mengen an Rohkost und Vollwertkost. Denken Sie an das Sprichwort: »Was ein Schmied verträgt, ist noch lange nicht für den Schneider gut.« Wer hart arbeitet, kann auch lange Zeit »leere Kohlehydrate« (Zucker, Schokolade), viel Fleisch und chemisch belastete Nahrung verarbeiten.

Nun zu den Bausteinen unserer Nahrung. Man unterscheidet sechs Nährstoffe und Stoffgruppen: Kohlehydrate, Eiweiß, Fette, Vitamine, Mineralstoffe und Wasser. Als Richtschnur sollten die Energielieferanten Kohlehydrate, Eiweiß und Fette in unserer Nahrung in folgendem Prozentverhältnis stehen:

- ▷ zehn bis 15 Prozent Eiweiß (Protein)
- ▷ 50 bis 60 Prozent Kohlehydrate
- ▷ 30 bis 35 Prozent Gesamtfett

Kohlehydrate

Kohlehydrate (= Kohlendioxid + Wasser) sind hauptsächlich in pflanzlichen Produkten enthalten – in Getreide, Mehl, Brot, Nudeln, Reis, aber auch in Gemüsen, Obst, in Zucker, Honig und Marmelade. Obwohl Kohlehydrate in Farbe, Geschmack, Struktur und Nährgehalt variieren, werden sie im Körper in eine einzige lebenswichtige Substanz umgebaut, die Glucose, den wichtigsten Blutzucker und den entscheidenden Körperbrennstoff. Kohlehydrate bilden unsere primäre Energiequelle.

Da *alle* Kohlehydrate zu Glukose abgebaut werden, ist die Frage berechtigt, warum es so wichtig sein soll, *welche* Kohlehydrate man zu sich nimmt. Warum ist die Energie eines Kaffeelöffels Zucker besser oder schlechter als die äquivalente Menge Kohlehydrate in Form etwa von Gemüse? Warum sind komplexe Kohlehydrate besser für uns als einfache Kohlehydrate?

Einfache Kohlehydrate sind beispielsweise Zucker, Glukose und Fruktose (Früchte und Gemüse), Laktose (Milch) und Sukrose (Zuckerrohr und Rübenzucker). Komplexe Kohlehydrate bestehen aus großen Ketten des Glukose-Moleküls (Brot, Teigwaren, Kartoffeln). Sie kommen in Form von Stärke, Zellulose und Fasern in allen pflanzlichen Nahrungsmitteln vor. Stärke ist die Vorratsform für Kohlehydrate in Pflanzen, bei Mensch und Tier ist es das in der Leber gespeicherte Glykogen.

Im Körper wird das Glykogen in der Leber rasch in Glukose umgewandelt, seine Speicherkapazität ist in diesem Punkt nur sehr eng begrenzt. Überschüssige Kohlehydratmengen werden zu Fett umgebaut! Zucker und stark zuckerhaltige Nahrungsmittel kommen als einfache Kohlehydrate in so hoher Konzentration vor, daß sie der Körper nicht auf einmal verkraftet, der Überschuß wird zu Fett umgebaut.

Wir versorgen uns heute mit Kohlehydraten meist in Form von weißem Mehl und weißem Zucker, beziehungsweise deren Produkten. Man bezeichnet diese Grundstoffe zu Recht als »leere Kohlehydrate«, weil sie fast keine Begleitfasern mehr enthalten. Bei der Weißmehlproduktion werden etwa 80 Prozent der Zellulosefasern (Hüllen- und Strukturelemente der Pflanze) vom Korn entfernt. Das ist völlig unlogisch, aber marktwirtschaftlich geschickt: Der »Säuberungsprozeß« kostet Geld, verteuert die Ware und zwingt uns, die nun wertgeminderten Mehlprodukte künstlich mit Ballaststoffen – eben jenen Stoffen, die vom Korn entfernt wurden – anzureichern. Acht Scheiben Weißbrot enthalten dieselbe Fasermenge wie eine Scheibe Vollkornbrot!

»Leere Kohlehydrate« liefern zwar Energie, aber ein Sättigungsgefühl stellt sich erst viel später ein, da keine Quellstoffe enthalten sind. Denken Sie daran, wie lange es dauert, bis nach einer Tafel Schokolade ein

Sättigungsgefühl eintritt, dann allerdings schlagartig und häufig unangenehm: Sie fühlen sich »voll« und »verstopft«.

Schlimm ist auch, daß mit der Kornhülle ein Großteil der Vitamine und Mineralstoffe entfernt wird, beispielsweise fast der gesamte Vitamin-B-Komplex, den wir in der heutigen Zeit mehr denn je benötigen, da er unser strapaziertes Nervenkostüm sanieren hilft. »Müde durch zuviel Weißbrot« hört man oft, und diese Müdigkeit und Konzentrationsschwäche wird dann wieder mit teuren Vitaminpräparaten bekämpft.

Weniger Füllung bewirkt außerdem eine geringere Magensaftproduktion, eine schlechtere Magenperistaltik, damit längere Verweildauer der Nahrung im Magen und im Endeffekt eine höhere Säurekonzentration. Die Verdauung »schläft ein«, auch die Darmpassagezeit verlängert sich.

Die Folge: Das Sättigungsgefühl stellt sich später ein – wir essen mehr. Kein Wunder, daß so viele Menschen übergewichtig sind. Ursache dafür ist also nicht immer fehlende Eßdisziplin, sondern sind auch einfache physiologische Tatsachen, die weniger mit der Menge als mit der Zusammensetzung der Nahrung zu tun haben.

Noch ein Wort zum Zucker: »Zucker zaubert«, sagt die Industrie. Sie hat dabei das Wörtchen »... Verfettung« vergessen. Jeder von uns nascht pro Jahr 45 Kilogramm des »weißen Giftes«, nicht nur in Form von Süßigkeiten, sondern auch als »versteckter« Zucker in Fertigsuppen, Dosenerbsen und anderen Konserven. Der Preis für solche Abhängigkeit von Süßem ist hoch: Sie müssen in späteren Jahren mit einer angeschlagenen Gesundheit oder gar mit einem verkürzten Leben bezahlen.

In jeder Form führt zu üppige Kohlehydratzufuhr zu verstärkten Gärungsprozessen im Darm, was sich schädlich auf das Darmmilieu und die physiologische Bakterienflora auswirkt.

Tips zum Umgang mit Kohlehydraten:

▷ Machen Sie das Stichwort »Vollkorn« zum Kriterium Ihrer Einkaufsentscheidungen. Der Markt hat inzwischen auf das gestiegene »Ernährungsbewußtsein« reagiert und bietet mittlerweile sogar Pizzas und Kuchen aus Vollkornmehl an!

▷ Reduzieren Sie oder ersetzen Sie Zucker, wo sie nur können!

Eiweiß

Proteine braucht unser Körper als Energie-, aber auch als Baustofflieferant. Der Wissenschaft sind inzwischen 22 Aminosäuren, die Eiweißbausteine, bekannt. Acht von ihnen kann der Körper nicht selbst herstellen, sie müssen mit der Nahrung zugeführt werden. Das tägliche »Eiweißminimum« beträgt etwa ein Gramm pro Kilogramm Körpergewicht. Das ist diejenige Menge, die wir jeden Tag zu uns nehmen müssen – am günstigsten tierische und pflanzliche Eiweiße gemischt –, damit unser Körper ausreichend lebensnotwendige Aminosäuren erhält.

Man spricht von vollständigen und unvollständigen Proteinen, je nach ihrem Gehalt an essentiellen Aminosäuren (jene oben erwähnten acht Säuren: Isoleucin, Tryptophan, Leucin, Lysin, Methionin, Phenylalanin, Threonin und Valin).

Die »biologische Wertigkeit« eines Proteins (das Verhältnis zwischen Gramm vom Körper hergestelltem Protein zu 100 Gramm Nahrungsprotein) ist bestimmt durch:

▷ den Gehalt an essentiellen Aminosäuren in den Nahrungsmitteln,
▷ durch das prozentuale Mengenverhältnis der essentiellen Aminosäuren zueinander und zu den nicht essentiellen.

Die Menge der essentiellen Aminosäuren, die im Minimum im Nahrungsmittel vorhanden ist, begrenzt also die biologische Wertigkeit. Als Orientierung dient dabei das Hühnerprotein und die Muttermilch, an der alle anderen Nahrungsmittel gemessen werden.

An der folgenden kleinen Tabelle können Sie einige dieser Wertigkeiten ablesen und selbst Ihren Speiseplan danach untersuchen.

Lebensmittel		*Biologische Wertigkeit*
Vollei und Kartoffel	(35%/65%)	137
Vollei und Milch	(71%/29%)	122
Vollei und Weizen	(68%/32%)	118
Bohnen und Mais	(52%/48%)	101
Vollei		100
Kartoffel		90–100
Kuhmilch		84–88
Rindfleisch		83–92
Edamer Käse		85
Schweizer Käse		84
Soja		84
Reis		83
Roggenmehl		86–83
Grünalgen		81
Mais		72–76
Bohnen		73
Weizenmehl		59

Quelle: Kasper, H.: Ernäherungsmedizin und Diätetik, München 1985.

Vollständige Proteine sind in Fleisch, Geflügel, Fisch, Eiern, Milch und Käse enthalten. Unvollständige Proteine in Getreide, Nüssen, Keimen, Bohnen und Erbsen. Eine angemessene und ausreichende Eiweißzufuhr kann ausschließlich aus pflanzlichem Eiweiß (Getreide, Soja, Bohnen, Kartoffel etc.), Milch und Hühnerei bestehen (laktovegetabile Kost). Auch strenge Vegetarier können genug Eiweiß verzehren, wenn sie Getreide und Gemüse in entsprechenden Mengen und Kombinationen essen! Nicht-Vegetarier können kaum zu wenig Eiweiß bekommen. Empfehlenswert ist die gemischte Kost aus pflanzlichen *und* tierischen Proteinen. Grundsätzlich sollten wir mehr Fisch, weniger Fleisch und wenn, dann mageres Fleisch (weniger Cholesterin und gesättigte Fettsäuren) und fettarme Sauermilchprodukte bevorzugen.

Für eine rein pflanzliche Proteinzufuhr gibt es keine überzeugenden ernährungsphysiologischen Gründe. Vieles spricht jedoch für eine Reduzierung von tierischem Eiweiß in unserem täglichen Speisefahrplan. Sie sollen sich Ihr Steak schon schmecken lassen, aber als Bewohner industrialisierter Länder nehmen wir fast immer zuviel tierisches Protein zu uns. Um ein Kilo tierisches Protein zu erzeugen, sind zehn Kilo pflanzliches Futterprotein nötig! Angesichts der Ernährungsprobleme heute und verstärkt in der Zukunft sind unsere Ernährungsgewohnheiten (ein Übermaß an Fleisch, Wurst, Käse und Milchprodukten) schlicht Raubbau an der Natur, sowohl was den Hunger in der Welt als auch was unseren Gesundheitszustand betrifft: Die Folgen sind Anstieg zahlreicher »Zivilisationskrankheiten«, erhöhte Cholesterin- und Blutfettwerte, frühzeitige Gefäßverengung, Rheuma und Gicht, Zunahme der Verdauungsstörungen.

Fette

Fette – wissenschaftlich auch Lipide genannt – können fest oder flüssig (Öl) sein und sind wasserunlöslich. Sie stellen unsere größte Energiequelle dar, da bei gleichem Gewicht während des Verbrennungsprozesses im Körper die doppelte Energiemenge abfällt wie bei Kohlehydraten. Meist wird der Fettanteil in unserer täglichen Nahrung als der eigentliche »Übeltäter« für Gesundheitsstörungen angesehen, weil Fett die Arteriosklerose begünstigt und sich zudem gerne im Bereich der Gürtellinie »ablagert«.

Man vergißt dabei natürlich, daß wir Fett aufnehmen müssen, um gesund zu bleiben. Wie bei vielen anderen Nährstoffen ist nur die Frage wichtig: Wieviel und welche Art von Fett sollen wir essen? Heute bilden Fette etwa 41 Prozent unserer Nahrung, zu Anfang des Jahrhunderts waren es noch 32 Prozent, wobei der Anstieg weitgehend zu Lasten der Kohlehydrate geht. Der größte Teil der Fette enthält weitgehend gesättigte Fettsäuren und stammt aus tierischen Quellen. Vor allem sie sind es, vor denen Ernährungswissenschaftler warnen. Die wichtigsten Funktionen von Fetten im Körper sind:

▷ Versorgung mit *»essentiellen«* Fettsäuren, so genannt, weil sie der Körper nicht selbst herstellen kann (u. a. Linolsäure). Sie bilden den Rohstoff zur Herstellung vieler hormonähnlicher Verbindungen.
▷ *Energievorrat:* Fette füllen die ballonähnlichen Fettzellen, die die Wärme-Isolierung des Körpers besorgen, und lagern dort überschüssige Kalorien von Kohlehydraten, Eiweißen und eben Fetten ab.
▷ Fette sind die Träger der fettlöslichen *Vitamine* (A, D, E und K).
▷ Sie regulieren den *Cholesterinspiegel* im Blut: Cholesterin ist eine fettähnliche, lebensnotwendige Substanz.
▷ Sie vermitteln ein Gefühl der *Sättigung*, da sie die Entleerung des Magens nach den Mahlzeiten verzögern.

Die meisten Fette in der Nahrung sind Triglyceride, die aus drei Fettsäuren bestehen, die mit einem Glycerinmolekül verbunden sind. Diese Fettsäuren variieren in ihrer Länge und in dem Grad der Sättigung durch Wasserstoffatome – und genau darin liegt der Unterschied, der die verschiedenen Eigenschaften der Fettsäuren bestimmt. Alle Fette sind Kombinationen aus gesättigten und ungesättigten Fettsäuren.

Gesättigte Fettsäuren sind mit so viel Wasserstoffatomen besetzt, wie sie tragen können. Fette, die größtenteils gesättigt sind, kommen hauptsächlich von tierischen Quellen; zu ihnen zählen Butter, Milchfett und das Fett von Fleisch; zwei pflanzliche Öle, Kokosnuß- und Palmfett, sind ebenfalls hochgesättigt. Hochgesättigte Fettsäuren sind üblicherweise bei Zimmertemperatur fest und lassen sich gut aufbewahren.

Ungesättigte Fettsäuren enthalten nicht alle Wasserstoffatome, die sie tragen können. Abhängig von den fehlenden Wasserstoffatomen werden diese Fettsäuren unterschieden in einfach (mono)ungesättigte (Oliven-, Erdnuß- und Avocadoöle) und vielfach (poly)ungesättigte Fettsäuren (Mais-, Distel- und Sesamöle). Die wichtigsten ungesättigten Fettsäuren für unsere Ernährung stammen von Pflanzen und vom Fisch, sie sind üblicherweise bei Zimmertemperatur flüssig und werden rasch ranzig.

Die Hauptquelle für Fette in Ihrem Speiseplan sollten also mehrfach ungesättigte, pflanzliche Öle und etwas Butter als Streichfett bilden: naturbelassenes, kaltgepreßtes Öl von Distel, Sonnenblumen, Weizenkeimen, Soja und Sesam. Diese Pflanzen enthalten den höchsten Anteil an essentiellen Fettsäuren und an essentiellen, fettlöslichen Vitaminen.

Fehlt bei Ölen das Adjektiv »kaltgepreßt«, sollten Sie die Finger davon lassen: Diese Öle enthalten in Spuren das Mittel, mit dem Sie den Pflanzen entzogen wurden (meist Perchloräthylen), sie sind gebleicht, entlecithinisiert, entsäuert, »winterisiert« (zur Kältebeständigkeit) und so weiter. »Besonders wertvoll« ist ein Prädikat, das hier nicht mehr verliehen werden kann.

Auch Fisch enthält mehrfach ungesättigte Fettsäuren. Es ist bekannt, daß Grönland-Eskimos und japanische Fischer, die sich überwiegend von Fisch ernähren, kaum anfällig für Herzinfarkte sind. Man führt diesen Effekt auf eine besondere Art der ungesättigten Fettsäuren zurück, die im Fischöl enthalten ist und Omega 3 genannt wird. Sie führt zu einer Erniedrigung des Gesamtcholesterinspiegels.

Starkes Erhitzen macht Öle so gut wie wertlos. Sie zersetzen sich, und es entstehen schädliche Abbauprodukte. Ein ähnlicher Prozeß spielt sich beim »Ranzigwerden« ab. Bratfett darf keinesfalls rauchen und sollte nur einmal verwendet werden. Öle, die reich sind an mehrfach ungesättigten Fettsäuren, sind leider weniger gut haltbar. Vorteilhaft ist eine dunkle und kühle Lagerung bei verschlossenem Behälter – so können etwa Oliven-, Weizenkeim- und Sesamöl mehrere Jahre überdauern.

Vitamine und Mineralstoffe

Wenn wir unseren Körper mit einem Verbrennungsmotor vergleichen, bleibt für die Beschreibung der Funktion von Vitaminen nur eine Möglichkeit: Sie sind die Zündkerzen. Ohne sie läuft kein Motor.

Vitamine sind lebenswichtige organische Verbindungen. Zahlreiche Körper- und Stoffwechselfunktionen werden durch sie erst möglich. Zu den vielen negativen Auswirkungen einer technologischen Behandlung unserer Nahrung zählt, daß sie einen viel geringeren Gehalt an Vitaminen aufweisen. Dazu kommt die ständig steigende Belastung durch Umwelteinflüsse mit einem entsprechend höheren Vitaminbedarf.

Die Frage ist, ob wir inzwischen gezwungen sind, das Vitamindefizit durch entsprechende Präparate, in der Apotheke erworben, zu decken? Die Antwort ist ein klares Nein. Eine klug zusammengestellte Vollwertkost (siehe S. 107) macht eine künstliche Zufuhr von Vitaminen überflüssig. Viele von uns können jedoch ihre Ernährung nicht ohne weiteres umstellen. Etwa elf Millionen Menschen in der Bundesrepublik können oder wollen nicht selbst kochen, nehmen an der Verpflegung aus Großküchen und Kantinen teil. Auch für Kranke und Schwangere ist es durchaus angezeigt, den erhöhten Vitaminbedarf künstlich zu decken.

Folgende Tabelle mag Ihnen als Hilfe für die Selbstberechnung Ihres Vitaminbedarfs dienen, wenn Sie nicht auf Vollwertkost umstellen können. Sie finden dort nur Vitamine aufgeführt, deren zusätzliche Aufnahme bei Gesunden angezeigt ist. Biotin, Vitamin K und andere Vitamine sind in ausreichenden Mengen in allen Nahrungsmitteln vorhanden. Ein Zuviel dieser Vitamine würde keinerlei Vorteile bringen.

	*Empfehlung der DGE**		*Zulässige Höchstdosis*	
Vitamin A	0,9 mg	≙ 3000 I.E.	6,6 mg	≙ 20000 I.E.
Vitamin D	2,5 µg	≙ 100 I.E.	10 µg	≙ 400 I.E.
Vitamin E	12 mg	≙ 12 I.E.	200 mg	≙ 200 I.E.
Vitamin B_1	2,3 mg		10 mg	
Vitamin B_2	2,0 mg		10 mg	
Niacin	15 mg		50 mg	
Vitamin B_6	1,8 mg		10 mg	
Folsäure	0,4 mg		2 mg	
Vitamin B_{12}	5 µg		20 µg	
Vitamin C	75 mg		500 g	

* DGE = Deutsche Gesellschaft für Ernährung

Für lebensnotwendige Mineralstoffe gilt ebenfalls: einseitige und entwertete, technisch aufbereitete Nahrung führt zu einem latenten Mangel. Auch Mineralstoffe werden in zahlreichen organischen Verbindungen in unserem Körper benötigt, besonders Kalium, Natrium und Chlorid: Diese Elemente halten das physiologische, wäßrigsalzige Körpermilieu aufrecht. Unser Körper besteht zu etwa vier Prozent aus Mineralstoffen. Man unterscheidet gewöhnlich *Mengenelemente*, zu denen auch die *Salze* gehören. Sie kommen im Körper in Mengen über fünf Gramm vor: Natriumchlorid, Kalium, Kalzium, Magnesium, Phosphat.

Mineralstoffe, die in geringer Menge vorkommen, heißen *Spurenelemente:* Eisen, Kupfer, Zink, Jod, Mangan, Selen, Kobalt, Molybdän, Chrom etc. Neben diesen lebenswichtigen Mineralien kommen im Körper auch noch andere vor, die höchstwahrscheinlich entbehrlich sind: Aluminium, Barium etc. Nachweislich giftig sind Schwermetalle wie Blei, Quecksilber und Cadmium wie auch einige radioaktive Elemente, die sich aufgrund der zunehmenden Industrialisierung und Umweltverschmutzung in unseren Körpern tummeln.

In zu hoher Konzentration können Mineralstoffe und Vitamine schädliche Nebenwirkungen haben. Allein durch unsere Ernährung ist eine Überdosierung allerdings kaum möglich. Das Problem der Hypervitaminosen tauchte erst mit der Zunahme künstlicher Vitaminierung von Lebensmitteln und der Einnahme entsprechender Präparate auf.

Wer sich ungesund ernährt, betrachtet oft Vitaminpillen als Möglichkeit, seine Nahrung aufzuwerten. Vitamine und Mineralstoffe arbeiten jedoch mit anderen Stoffen im Körper zusammen. Vitamintabletten können eine unausgewogene Nahrung nicht in gesunde Kost verwandeln. Normalerweise nehmen wir ja nie reine Vitamine auf. Natürliche und chemisch hergestellte Vitamine sind zwar weitgehend identisch, unterscheiden sich aber subtil in der Wirkungsweise, feine Unterschiede, die für eine gesunde Verdauung von ausschlaggebender Bedeutung sind. Also: Vollwertkost ist die Parole! Dann können Sie sich den ganzen Vitaminpillen-Schnickschnack sparen. Unsere Vitaminversorgung liegt im allgemeinen an der unteren Bedarfsgrenze nur bei: Kalzium (größter Lieferant: Milch und Milchprodukte), den Vitaminen der B-Gruppe, vor allem B_1 (hauptsächlich enthalten in Vollkornerzeugnissen) und der Folsäure (reichlich in frischem Obst, frischem Gemüse, Hefe und Leber).

Wasser

Wasser ist unser wichtigster »Nährstoff«. Wochenlang können wir ohne feste Nahrung auskommen. Ohne Wasser jedoch nur drei Tage. Ein Witzbold hat einmal den Menschen als »Fortbewegungsmittel für Wasser über Land« bezeichnet, denn unser Körper besteht zum allergrößten Teil aus diesem Element, es dient als Transport- und Lösungsmittel der Nährstoffe im Blut. Alle Stoffwechselvorgänge laufen im wäßrigen Milieu ab.

Täglich sollten wir zwei bis drei Liter Flüssigkeit zu uns nehmen, davon ein bis zwei Liter als Getränk (bei Erkältungen und manchen anderen Krankheiten mehr), den Rest mit der Nahrung (Gemüse, Obst etc.). Wasser sorgt dafür, daß sich der Darminhalt nicht allzusehr verfestigt und wirkt vorbeugend gegen Verstopfung. Denken Sie daran, daß die meisten industriell gefertigten Getränke hohe Dosen »leerer« Kalorien enthalten: z. B. 100 ml Cola = 40 Kalorien, 100 ml Orangensaft = 35 Kalorien.

Empfehlenswert sind Mineralwässer mit niedrigem Salzgehalt, teilweise auch Leitungswässer (je nach Qualität), ungesüßte Frucht- und Kräutertees, ungesüßte Obst- und Gemüsesäfte. Trinken sie niemals regelmäßig Abführtees! Deren Indikation sollte ausschließlich dem Arzt vorbehalten bleiben.

Besonders im höheren Lebensalter sollten Sie auf eine reichliche Flüssigkeitsaufnahme achten. Das verhindert eine Austrocknung des Gewebes führt zu einer guten Durchspülung.

Kaffee und Tee

Bei der Wirkung der Droge Coffein, enthalten in Kaffee, schwarzem und grünem Tee, Schokolade etc. entscheidet die Dosis über schädliche und nützliche Wirkung.

Das im Kaffee enthaltene Coffein regt schnell an, die Wirkung läßt aber rasch wieder nach und hinterläßt größere Müdigkeit als zuvor, da es weitere Energiereserven mobilisiert. Außerdem tritt schnell ein Gewöhnungs- und Suchteffekt ein, der bei einer radikalen Unterbrechung des Konsums zu körperlichen Entzugserscheinungen führen kann.

Coffein wirkt auf das vegetative Nervensystem und führt zu einer Zunahme der anregenden Sympathikus-Funktionen. Dauerkonsum stört die Blutdruckregulation und Nervenfunktion und lockt die Magensäure. Nervosität, Reizbarkeit, Sodbrennen, Magendruck und Völlegefühl wie auch Schlafstörungen sind die Folge.

Obwohl bisher klare Beweise fehlen und manche Untersuchungen sogar dagegen sprechen, daß übermäßige Coffein-Zufuhr zu schwerwiegenden Krankheiten führt, mahnen viele Ärzte, lieber vorsichtig zu sein und, besonders bei Schwangerschaft und bestehender Krankheit, nicht mehr als zwei Tassen pro Tag zu sich zu nehmen. Etwa zwölf Prozent aller Bundesbürger trinken immerhin mehr als fünf Tassen Kaffee pro Tag!

Alkohol

Alkohol ist eine Droge, und man sollte entsprechend mit ihr umgehen. Gegen den unregelmäßigen Genuß, auch gegen regelmäßige kleine Mengen ist nichts einzuwenden, mit Ausnahme bestimmter Krankheiten (etwa Gicht oder bei regelmäßig erhöhtem Harnsäurespiegel im Blut, was auf eine Veranlagung zu Rheuma oder Gicht hindeutet). Die regelmäßige Einnahme größerer Mengen aber kann Nervensystem und Leber schädigen! Wie so viele Dinge des täglichen Lebens ist der Umgang mit Alkohol eine Frage von Maß und Ziel, eine Prüfung für Selbstdisziplin und Bewußtheit.

Alkohol ganz zu verbieten wie zur Zeit der Prohibition in den USA der dreißiger Jahre beweist nur eine unglaubliche Naivität den Menschen gegenüber und die Dummheit einer kleinen Gruppe von Politikern. Alkohol wird hergestellt und konsumiert, seit es Menschen gibt. Dieser »Stoff« scheint ein integraler Bestandteil der menschlichen Existenz zu sein. Selbst das oft zitierte Alkoholverbot im Islam beruht weitgehend auf einer falschen Interpretation des Koran. Wörtlich heißt es dort: »Im Wein der Dattelpalme liegt Weisheit für denjenigen, der damit umgehen kann.« Die Wirkung von Alkohol hängt übrigens nicht nur von der Menge ab, die Sie konsumieren, sondern auch besonders davon, mit wem Sie ihn trinken. Beobachten Sie einmal, welche Unterschiede es da gibt. Und ein Rat zum Schluß: *Trinken Sie niemals Alkohol alleine!*

Aus Vernunft: Vollwertkost

Vollwerternährung ist eine Ernährungsweise, in der ernährungsphysiologisch wertvolle Lebensmittel schmackhaft und abwechslungsreich zubereitet werden. Sie besteht vornehmlich aus pflanzlichen Lebensmitteln – Vollgetreide, Gemüse, besonders Kartoffeln und Obst, möglichst aus kontrolliertem Anbau – sowie Milch und Milchprodukten unter bestmöglicher Ausnutzung ihrer Ergänzungswirkungen. Fleisch und Eier spielen eine eher untergeordnete Rolle.

Vollwerternährung unterscheidet sich von üblicher Mischkost durch das Vermeiden übertriebener Be- und Verarbeitung der Lebensmittel. Viele Ärzte und Naturwissenschaftler halten sie für die beste und gesündeste Ernährungsweise.

Den Grundstein für diese neue und zeitgemäße Ernährungslehre hat der Schweizer Arzt Maximilian Bircher-Benner gelegt, wissenschaftlich untermauert wurde sie vom 1970 verstorbenen Ernährungsforscher Prof. Werner Kollath. Bei der Entwicklung der Vollwertkost stand die Überlegung im Vordergrund, daß sich industriell gefertigte und lagerfähig konservierte Nahrung in ihrer Zusammensetzung um einen entscheidend großen Schritt von der Natur entfernt hat. Sicher ist nach dem heutigen Stand der Forschung, daß industriell hergestellte Nahrung zu einem chronischen Mangel an bestimmten Vitaminen und Mineralstoffen führt.

Vitalstoffe

Die Vollwertkost-»Philosophie« bemißt den Wert der Nahrung nicht mehr nach ihrem Gehalt an Kalorien und Nährstoffen, sondern nach ihrer Lebendigkeit und Natürlichkeit. Wer natürliche Lebensmittel genießt, braucht sich nicht mehr um Kalorien und den Gehalt an Fett, Eiweiß und Kohlehydraten zu kümmern!

Es hat sich nämlich erwiesen, daß in der naturbelassenen Nahrung nicht nur alle Nährstoffe, sondern auch, was viel wichtiger ist, die biologischen Wirkstoffe enthalten sind, die für eine Verwertung der Nahrung und eine gesunde Verdauung nötig sind. Heute hat man diesen biologischen Wirkstoffen den Oberbegriff »Vitalstoffe« zugeordnet. Man versteht darunter wasser- und fettlösliche Vitamine und den Vitamin-B-Komplex, Mineralstoffe, Enzyme, ungesättigte Fettsäuren, Aromastoffe und Faserstoffe.

Nur wenn diese Vitalstoffe in einem harmonischen Verhältnis in der Nahrung mitenthalten sind, ist die Nahrung vollwertig und bildet einen Grundstein unserer Gesundheit. Das Bemühen um eine vollwertige Ernährung hat Parallelen auf einer »höheren« Ebene: Nach Harmonie im kleinen zu streben, nach harmonisch zusammengesetzter Nahrung etwa, nach Gleichgewicht, Ästhetik und Ausgewogenheit in den »Details« des Lebens verändert uns auch innerlich. Nach und nach stellt sich auch das Gleichgewicht in der Psyche und in unserem Seelenleben ein. Denken Sie daran: »Wer die kleinen Aufgaben erfolgreich zu Ende führt, den suchen die großen.«

Mit der folgenden Tabelle nach Kollath (Seiten 110 bis 113) geben wir Ihnen einen Schlüssel für gesunde Ernährung und gesunde Verdauung in die Hand. Unsere Empfehlung: Beschränken Sie sich beim Kauf von Lebensmitteln auf die angegebenen Wertstufen I bis III.

Betonen sollte man noch einmal, daß das unnötige Be- und Verarbeiten von Lebensmitteln vermieden werden muß. Um die Wertverluste durch Oxidationsprozesse an den Schnittstellen möglichst gering zu halten, sollte Schneiden, Mahlen, Raspeln etc. erst kurz vor der Mahlzeit erfolgen. Wertschonende Garverfahren sind Schmoren im eigenen Saft, Dünsten mit wenig Wasser und mit kurzen Garzeiten. Zur Überbrückung jahreszeitlich bedingter »Engpässe« sind werterhaltende Konservierungsverfahren durchaus sinnvoll und zu empfehlen: z. B. Milchsäuregärung und Tiefgefrieren.

Die Tabelle kann Ihnen dabei helfen, den ersten Schritt zur Ernährungsumstellung zu tun, und sie bei der Nahrungsmittelauswahl unterstützen. Wenn Sie nach und nach »Lunte riechen« und der Zuwachs an Energie und Lebensfreude Sie »wie von selbst« dazu inspiriert, auf belastende und schädliche Dinge in ihrer Nahrung zu verzichten – um so besser!

Mit Rohkost im Rahmen der Vollwertkost ist allerdings nicht gemeint, daß Sie sich ausschließlich von roher Kost ernähren sollen. Sie ist besonders gärungsfreudig und daher möglicherweise darmbelastend. Wenn Sie jahrelang Schuhe mit hohen Absätzen getragen haben, wird eine Umstellung auf gesundes Schuhwerk nicht ohne Schmerzen abgehen. Ähnlich ist es bei der Verdauung: Es dauert eine gewisse Zeit, bis sich der Körper mit gesunder Kost »vertraut« gemacht hat, wie er auch einige Zeit brauchte, um sich mit einseitiger Kost zu »arrangieren« und das Beste daraus zu machen.

Nicht nur die Gärungsfreudigkeit von Frischkost, sondern auch die erhöhte Fasermenge (Ballaststoffe) kann unser Verdauungssystem vorübergehend irritieren, mit Blähungen, Übelkeit und Durchfall als mögliche Folge. Bereiten Sie Ihre Verdauung schonend auf seine Gesundung vor! Nehmen Sie nicht pfundweise »Übergesundes«, ballaststoff- und vitaminhaltige Kost zu sich. Gewöhnen Sie sich allmählich an ein morgendliches Frischkostmüsli oder Vollkornbrot und finden Sie selbst nach und nach heraus, was Ihnen am besten bekommt.

Ballaststoffe: Balsam für die Verdauung

Als die Ernährungswissenschaft noch in den Kinderschuhen steckte, etwa um die Jahrhundertwende (und nachdem wir uns jahrtausendelang völlig unbewußt ballaststoffreich ernährt hatten), entdeckten die forschenden Mediziner, daß bestimmte Bestandteile unserer Nahrung scheinbar völlig unverdaut wieder ausgeschieden wurden. »Also sind sie überflüssig«, stellten sie mutig fest, gaben ihnen den Namen »Ballaststoffe« und empfahlen, Unverdauliches in Zukunft gleich ganz wegzulassen.

Erst seit kurzem weiß man mehr über die Bedeutung von Ballaststoffen: Sie sind lebensnotwendig, und nicht wenige Zivilisationskrankheiten, darunter Übergewicht und Verstopfung, »verdanken« wir nicht zuletzt auch der Ballaststoffarmut unserer Kost.

Unter »Ballaststoffen« versteht man eine Reihe komplexer Kohlehydrate, die nicht oder nur teilweise im Verdauungssystem umgewandelt werden, weil die entsprechenden Enzyme fehlen. Sie sind ausschließlich in pflanzlichen Lebensmitteln enthalten. Ihre Hauptbestandteile sind:

▷ Zellulose, Hemizellulose (Kleie, aus Getreidekornhüllen),
▷ Dextrane (entstehen aus der bakteriellen Umwandlung von Traubenzucker),
▷ Pentosen (kommen in Pflanzen als Gerüstsubstanz vor),
▷ Pektin (Geliermittel, aus dem Zellsaft der Pflanzen),
▷ Lignin (beteiligt bei der Verholzung pflanzlicher Zellwände).

Funktion und Wirkung

Von 1880 bis heute ist der Rohfasergehalt unserer Nahrung von 12,5 Gramm auf etwa fünf Gramm pro Kopf und Tag zurückgegangen. Unter bestimmten Bedingungen, wie etwa Kantinenkost, kann dieser Wert bis auf drei Gramm absinken. Das ist ein offensichtlicher Mangelzustand: Der Idealwert liegt bei etwa 30 Gramm pro Tag, mindestens sollten zehn Gramm, höchstens 50 Gramm aufgenommen werden.

Die Liste der bisher bekanntgewordenen Funktionen und Wirkungen von Ballaststoffen ist lang und noch längst nicht vollständig. Hier eine Kurzfassung:

▷ Feinfaserige Ballaststoffe quellen im Darm durch Wasseraufnahme auf und verursachen peristaltik-anregende Dehnungsreize.
▷ Ein gefüllter Darm beeinflußt gleichzeitig die Sekretion der Darmschleimhautdrüsen. Die Verdauungssäfte sprudeln.
▷ Schleimhautreizende Substanzen können gebunden werden, was ihre ungünstige, manchmal vergiftende Wirkung abschwächt.

Tabelle nach Kollath

WERTSTUFEN ▶	Besonders empfehlenswert	Sehr empfehlenswert
	I	II
LEBENSMITTEL-TECHNOLOGIE	**Unveränderte Lebensmittel:** Waschen, kühl lagern, Kühlen Schälen von Südfrüchten, Entspelzen, Keimen von Getreide Entfernen von Nußschalen	**Bearbeitete Lebensmittel:** Schneiden, Hobeln, Raspeln Schroten, Mahlen Schälen, Pressen Fermentieren mit Hilfe von Milchsäurebakterien (z. B. Sauerkraut) Lufttrocknung, Gefriertrocknung (z. B. Gewürze)
GETREIDE	☐ Gekeimtes Getreide – Weizen – Roggen – Gerste – Hafer	☐ Vollkornschrot ☐ Vollkornmehl ☐ Unerhitzte Getreideflocken mit Keim ☐ Frisch geschrotetes und eingeweichtes Getreide (Frischkornmüsli) ☐ Hohe Mehltypen (Weizen: Typen 1600 bis 2000) (Roggen: Typen 1590 bis 1800)
GEMÜSE	☐ Blütengemüse ☐ Blattgemüse ☐ Stengelgemüse ☐ Zwiebelgemüse ☐ Fruchtgemüse (außer Hülsenfrüchte) ☐ Wurzelgemüse (außer Kartoffeln) ☐ Pilze (einige Arten)	☐ Zerkleinertes, frisches Gemüse ☐ Milchsaures Gemüse, unerhitzt (z. B. Sauerkraut) ☐ Unerhitzte Gemüsesäfte ☐ Gekeimte Hülsenfrüchte (blanchiert) ☐ Milchsaure Pilze
OBST	☐ Kernobst ☐ Steinobst ☐ Beerenobst ☐ Südfrüchte	☐ Zerkleinertes, frisches Obst ☐ Unerhitzte Fruchtsäfte
ÖLFRÜCHTE, PFLANZENSAMEN, NÜSSE	☐ Ölfrüchte (Oliven) ☐ Pflanzensamen, z. B. – Sonnenblumenkerne – Sesam ☐ Nüsse, z. B. – Haselnüsse – Walnüsse ☐ Mandeln	☐ Kaltgepreßte Öle (unraffiniert) ☐ Frisch gequetschter Mohn ☐ Frisch geraspelte Nüsse ☐ Nußmus aus unerhitzten Nüssen

Empfehlenswert	Weniger empfehlenswert	Nicht empfehlenswert
III	IV	V
Erhitzte Lebensmittel: Tiefgefrieren Darren, Garen im eigenen Saft (Dünsten) Dämpfen, Kochen, Backen Pasteurisieren Heißpressen, Pressen mit hohem Druck Hitzetrocknung (z. B. Obst)	**Verarbeitete Lebensmittel:** Keime abtrennen, Filtern Sichten, Sieben (Auszugsmehle) Polieren (Reis) Braten, Rösten Ultrahocherhitzen, Sterilisieren Sprühtrocknen Konservieren mittels: Vakuum, Alkohol, Pökelsalz, Salz, Zucker, Konservierungsmittel Gas (Begasen) Färben, Bleichen, Desodorieren, Klären, Schönen Extrahieren, Hydrieren	**Isolierte Lebensmittelsubstanzen und Fertigprodukte:** Isolieren Destillieren, Kristallisieren, Raffinieren (isolierte Zucker) Synthetisieren (Kunstprodukte) Das wesentliche Merkmal der hier aufgeführten Produkte ist die kombinierte Anwendung verschiedener Be- und Verarbeitungsverfahren. Sie sind durchweg sehr lange lagerfähig.
☐ Erhitztes Getreide (auch Hirse, Mais, Vollreis, Buchweizen) – Erhitzte Getreidespeisen (z. B. Suppen, Aufläufe, Pfannkuchen) – Gedarrtes Getreide (z. B. Grünkern) – Getreideflocken mit Keim ☐ Brot, Kuchen, Knäckebrot, Zwieback, Kekse, Dauerbackwaren, Milchspeisen u. a. aus Vollkornmehlen oder hohen Mehltypen	☐ Parboiled Reis, Polierter Reis ☐ Getreideflocken ohne Keim ☐ Auszugsmehle und mittlere Mehltypen (Weizen: Typen 405 bis 1200) (Roggen: Typen 610 bis 1370) ☐ Kleie ☐ Cornflakes ☐ Brot, Kuchen, Knäckebrot, Zwieback, Kekse, Dauerbackwaren, Mehlspeisen u. a. aus Auszugsmehlen oder mittleren Mehltypen	☐ Isolierte Zucker: – Frucht- und Traubenzucker – Malzzucker – Zuckeraustauschstoffe ☐ Isolierte Stärke ☐ Isolierte Ballaststoffe ☐ Isolierte Proteine ☐ Isolierte Vitamine ☐ Isolierter Alkohol ☐ Schlankheitspräparate ☐ Präparate für Sportler
☐ Erhitztes Gemüse ☐ Erhitzte Hülsenfrüchte ☐ Erhitzte Kartoffeln ☐ Tiefgefrorenes Gemüse ☐ Erhitzte Gemüsesäfte ☐ Sojakäse (Tofu) ☐ Erhitzte Pilze	☐ Gemüsekonserven ☐ Texturierte Sojaprodukte (extrudiert – Sojafleisch) ☐ Pilzkonserven	☐ Isolierte Zucker – Weißer und brauner Zucker ☐ Isolierte Stärke ☐ Isolierte Proteine ☐ Isoliertes Lecithin ☐ Isolierte Aromastoffe ☐ Isolierter Alkohol ☐ Texturierte Sojaprodukte (versponnen – Sojafleisch)
☐ Erhitztes Obst (z. B. Kompott) ☐ Tiefgefrorenes Obst ☐ Erhitzte Fruchtsäfte	☐ Obstkonserven ☐ Fruchtnektare ☐ Fruchtsaftgetränke	☐ Isoliertes Pektin ☐ Isolierte Aromastoffe ☐ Isolierte Enzyme ☐ Isolierter Alkohol ☐ Fruchtsaftgetränke
☐ Ungehärtete Pflanzenmargarine mit möglichst hohem Anteil an Kaltpreßölen (unraffiniert) ☐ Pflanzenfette ☐ Geröstete oder erhitzte Pflanzensamen ☐ Geröstete Nußkerne ☐ Nußmus aus geröst. Nüssen	☐ Heißgepreßte oder extrahierte, raffinierte Fette und Öle, d. h. fast alle Margarinen und Öle sowie Platten- und Kunstspeisefette ☐ Brat- und Backfette (»Shortenings«) ☐ Geröstete und gesalzene Nußkerne	☐ Mehrmals erhitzte Öle (z. B. Fritieren) ☐ Nuß-Nougat-Erzeugnisse (mit isolierten Zuckern)

WERTSTUFEN ▶	Besonders empfehlenswert I	Sehr empfehlenswert II
MILCH	☐ Vorzugsmilch (Rohmilch)	Aus Vorzugsmilch bzw. Rohmilch hergestellt, z. B. ☐ Dickmilch, Sauermilch ☐ Joghurt, Kefir ☐ Süße und saure Sahne ☐ Landbutter ☐ Buttermilch ☐ Rohmilchkäse (z. B. Emmentaler) ☐ Quark, Molke
FLEISCH, FISCH, EIER		
GETRÄNKE	☐ Quellwasser (kontrolliert) ☐ Mineralwasser aus Quellwasser	☐ Brunnenwasser (kontrolliert) ☐ Leitungswasser (ungechlort) ☐ Kräutertee ☐ Früchtetee
GEWÜRZE, SALZ	☐ Frische Gartenkräuter ☐ Frische Wildkräuter ☐ Frische Gewürzwurzeln (z. B. Meerrettich) ☐ Gewürzsamen	☐ Luftgetrocknete Kräuter, Wurzeln und zerkleinerte Samen
SÜSSUNGSMITTEL	☐ Frisches, süßes Obst und Gemüse, z. B. – Weintrauben – Birnen – Bananen – Honigmelonen	☐ Eingeweichtes Trockenobst, z. B. – Rosinen – Feigen – Datteln – Aprikosen
ZUSAMMEN-FASSUNG	**Besonders empfehlenswert** sind unveränderliche, frische Lebensmittel: **NATURBELASSENE LEBENSMITTEL**	**Sehr empfehlenswert** sind bearbeitete, frische (unerhitzte) Lebensmittel **MECHANISCH ODER ENZYMATISCH VERÄNDERTE LEBENSMITTEL**

Empfehlenswert	Weniger empfehlenswert	Nicht empfehlenswert
III	IV	V
☐ Pasteurisierte Milch Aus pasteurisierter Milch hergestellt, z. B.: ☐ Sauermilch, Dickmilch ☐ Joghurt, Kefir ☐ Süße und saure Sahne ☐ Süß- und Sauerrahmbutter ☐ Buttermilch ☐ Käse, Quark, Molke	☐ Ultrahocherhitzte Milch (H-Milch) ☐ Fettarme Milch ☐ H-Sahne, Kondensmilch ☐ Trockenmilch (Milchpulver) ☐ Käsekonserven ☐ Schmelzkäse ☐ Molkenpulver	☐ Isoliertes Kasein, Molkenprotein ☐ Isolierter Milchzucker ☐ Isolierte Vitamine ☐ Isoliertes Lecithin ☐ Sterilmilch ☐ Schlankheitspräparate ☐ Präparate für Sportler ☐ Speiseeis mit isolierten Zuckern
☐ Erhitztes Fleisch ☐ Erhitzter Fisch ☐ Erhitzte Eier	☐ Fleischwaren, Wurstwaren ☐ Innereien ☐ Fleischkonserven ☐ Fischkonserven ☐ Konservierte Eier (Sol-Eier) ☐ Ei-Pulver	☐ Isoliertes Protein ☐ Schweineschmalz
☐ Tafelwasser (Mineralwasser) ☐ Mate-Tee ☐ Malz-Kaffee ☐ Kakao (ungezuckert)	☐ Leitungswasser (gechlort) ☐ Kakao- und Schokoladengetränke ☐ Bohnenkaffee ☐ Schwarzer Tee ☐ Bier ☐ Wein	☐ Limonaden ☐ Cola-Getränke ☐ Instant-Getränke ☐ Spirituosen
☐ Erhitzte Kräuter, Wurzeln und Samen ☐ Obst- und Weinessig ☐ Hefeflocken ☐ Meersalz (Vollmeersalz)	☐ Gewürzextrakte ☐ Kochsalz ☐ Sojasauce	☐ Isolierte Aromastoffe ☐ Künstliche Aromastoffe ☐ Kräuter-Fertigsaucen (Salat-Dressings) ☐ Branntweinessig, Essigessenz
☐ Nicht in konzentrierter Form: – Apfeldicksaft (unerhitzt) – Birnendicksaft (unerhitzt) – Kaltgeschleuderter Honig	☐ Nicht in konzentrierter Form: – Erhitzter Honig – Ahornsirup – Apfeldicksaft (erhitzt) – Birnendicksaft (erhitzt) – Zuckerrübensirup – Melasse	☐ Isolierte Zucker, z. B.: – Weißer und brauner Zucker – Frucht- und Traubenzucker – Zuckeraustauschstoffe ☐ Kunsthonig ☐ Künstliche Süßstoffe ☐ Süßwaren
Empfehlenswert sind Lebensmittel, bei denen eine Hitzebehandlung sinnvoll oder notwendig ist: **ERHITZTE LEBENSMITTEL**	**Weniger empfehlenswert** sind verarbeitete Lebensmittel. Sie sollten *nicht täglich* verzehrt werden: **KONSERVIERTE LEBENSMITTEL**	**Nicht empfehlenswert** d. h. möglichst zu meiden, sind: **ISOLIERTE UND SYNTHETISCHE SUBSTANZEN UND DAMIT HERGESTELLTE PRODUKTE**

Quelle: Verband für Unabhängige Gesundheitsberatung (UGB) Gießen

▷ Eine ballaststoffreiche Ernährung verbessert das Milieu für physiologische Darmbakterien.
▷ Einige Untersuchungen weisen darauf hin, daß ein erhöhter Faseranteil in der Nahrung den Cholesterin- und Triglyceridspiegel im Blut zu senken vermag, mithin die Herzinfarkt-Neigung verringert. Möglicherweise hängt dies mit der schnelleren Darmpassagezeit zusammen.
▷ Mastdarmkrebs kommt bei ballaststoffreicher Nahrung seltener vor.
▷ Nicht unwichtig für Übergewichtige: Faserreiche Nahrung sättigt viel rascher, ohne dicker zu machen.
▷ Und noch eine gute Nachricht: Man schätzt, daß in 80 Prozent aller Fälle von Verstopfung ballaststoffreiche Ernährung die Beschwerden deutlich mindern könnte. Es ist sicher nicht übertrieben, Ballaststoffe als »Wundermittel« gegen Verstopfung zu preisen. Andererseits sind sie es erst durch die durch nichts zu rechtfertigende Entwertung vieler Hauptnahrungsmittel geworden. Im »modernen« Lebensmittel-Verarbeitungsprozeß werden Zellwände und Strukturelemente von Pflanzen beseitigt und die schon erwähnten »leeren« Kohlehydrate geschaffen. Auch wenn Sie Äpfel oder Birnen schälen, entfernen Sie den Hauptfaseranteil. Und erst acht Scheiben Weißbrot enthalten dieselbe Fasermenge wie eine Scheibe Vollkornbrot. Die nebenstehende Tabelle soll Ihnen einen Überblick über pflanzliche Ballaststoffträger verschaffen.

Sie sehen, alle Gemüse- und Obstarten, Salate, Vollkornbrot, Frischkornbrei und andere Getreideprodukte enthalten Ballaststoffe, und diese oft reichlich. Sie sollten sich nun aber keineswegs auf schlackenreiche Kost mit grobem Zelluloseballast stürzen. Das kann schlimmstenfalls zu schmerzhaften Krämpfen führen (etwa bei größeren Mengen rohen Sauerkrauts). Besser ist es, nach und nach im Rahmen einer gesünderen Ernährung, wie im vorigen Kapitel beschrieben, junges Gemüse, gut ausgereiftes Obst und Getreideprodukte in ausgewogener Kombination zu sich zu nehmen. Vorübergehend kann es dabei zu Blähungen kommen. Bei bestehenden *Krankheiten* der Verdauungsorgane sollte vor einer Ernährungsumstellung oder -ergänzung der Arzt befragt werden.

Künstliche Zufuhr von industriell gefertigten Ballaststoffen, Kleietabletten oder ähnlichem, ist bei Vollwerternährung völlig überflüssig. Größere Mengen können sogar zum Darmverschluß führen, weil bei einer erhöhten Ballaststoffzufuhr mehr getrunken werden muß (mindestens anderthalb Liter pro Tag!). Zudem verringern sich bei der Einnahme von Kleiepulver oder -tabletten die positiven Effekte von Ballaststoffen. Weder ist eine besondere Diät noch künstliche Zufuhr nötig, um die Versorgung mit Ballaststoffen zu sichern! Es reicht völlig aus, Freundschaft mit den wenigen Regeln einer gesunden Vollwerternährung zu schließen.

Nahrungsmittel (100 g)	*Ballaststoff-anteil (in g)*	*Nahrungsmittel (100 g)*	*Ballaststoff-anteil (in g)*
Mandeln	14,3	Rosenkohl	2,9
Roggenknäckebrot	11,7	Karotten	2,9
Vollkornbrot	8,5	Toastbrot	2,8
Johannisbeeren	8,2	Weißkohl	2,7
Erdnüsse	8,1	Rote Bete	2,5
Bohnen, weiß	7,4	Wirsing	2,5
Haferflocken	7	Pflaumen	2,5
Rosinen	6,8	Erdbeeren	2,2
Spinat	6,3	Graupen	2,2
Vollreis	5,5	Aprikosen	2,1
Walnüsse	5,2	Orangen	2
Heidelbeeren	5	Kartoffeln	2
Erbsen (ganze)	4,8	Mandarinen	1,9
Mais	4,7	Sellerie (roh)	1,8
Mischbrot	4,6	Blumenkohl	1,8
Brokkoli	4,1	Kirschen	1,7
Linsen	3,7	Birnen	1,7
Äpfel	3,4	Tomaten	1,5
Rotkohl	3,4	Pfirsich	1,4
Banane	3,4	Zwiebeln	1,3
Bohnen (grüne)	3,2	Ananas	1,2
Zucchini	3	Gurken	0,4

Quelle: Deutsche Gesellschaft für Ernährung, Frankfurt 1979

Wenn Sie unter Darmträgheit leiden, dürfen Sie allerdings nicht erwarten, daß Ihr Darm bereits nach wenigen Tagen wieder »anspringt« und sich »gesund« verhält. Sie müssen ihm schon etwas mehr Zeit gönnen. Es hat ihn ja auch lange Zeit gekostet, sich an unser »Schnell-Futter« (»fast food«) zu gewöhnen.

Nochmals: Thema Abführmittel

Ein nicht unwesentlicher Umsatzfaktor in der pharmazeutischen Industrie sind die Abführmittel. Für viele Menschen ist ihr Gebrauch schon so selbstverständlich geworden wie der von Salz und Zucker. Deshalb kann man nicht oft genug darauf hinweisen: Abführmittel bewirken Verstopfung!

Abführmittel, ganz gleich ob pflanzlich oder chemisch hergestellt, wirken auf verschiedene, teils kombinierte Weise: Sie stimulieren die Darmperistaltik, wirken als »Schmiermittel« und/oder weichen den Darminhalt auf und erzeugen so ein größeres Stuhlvolumen.

Wird nun die Darmmuskulatur ständig »künstlich« stimuliert, wirkt sich dies auf unsere natürlichen Peristaltik- und Entleerungsreflexe aus: Sie »ermüden« und werden nach und nach schwächer. Bleibt der Stuhl dann nach Absetzen der Mittel für einige Tage ganz aus (was normal ist), nimmt man wieder Abführmittel, weil man glaubt, »es geht nicht mehr ohne«. Vielleicht greift man jetzt sogar zu einer höheren Dosis – und schon hat man den ersten Schritt zur Abführmittelsucht getan. Weitere negative Wirkungen folgen auf dem Fuß:

▷ Nahrungsstoffe werden abgeführt, bevor sie völlig verdaut sind. Nährstoffe werden schlechter resorbiert, Vitamin- und Mineralstoffmangel droht.
▷ Wäßrig-dünner Stuhl entzieht dem Körper Mineralstoffe. Untersuchungen an der Hamburger Universitätsklinik haben ergeben, daß bei gewohnheitsmäßigen Laxantien-Schluckern durchwegs Kaliummangel herrschte. Kalium ist ein wichtiges Zellmineral für die Skelett-, Herz- und Darmmuskulatur. Bei Kaliumunterversorgung fühlen wir uns schlapp und müde, die Darmperistaltik verschlechtert sich zusätzlich, der Teufelskreis ist geschlossen. Auch der Wasserverlust wirkt sich nachteilig für den Stoffwechsel aus. Betonen sollte man noch einmal, daß »pflanzliche« oder »biologische« Abführmittel keineswegs als unschädlich oder gar »gesünder« anzusehen sind als künstliche!
▷ Und schließlich: Jedes Abführmittel reizt den Darm bei längerem Gebrauch, es entsteht eine Art innerer Durchfall – die Dünndarmschleimhaut kann geschädigt werden. Wenn es schon Abführmittel sein müssen, dann sollten Sie zu Quellstoffen mit Gleitwirkung (Pflanzenschleim, Leinsamen) greifen.

Bei geeigneter Ernährung sind Abführmittel bis auf wenige, ärztlicher Diagnostik vorbehaltene Ausnahmen völlig überflüssig! Wenn der Stuhl einmal einen Tag ausbleibt, ist das kein Grund, zum Abführmittel zu greifen! Und denken Sie daran: Selbst Ärzte verschreiben oft Abführmittel, obwohl ein klarer Hinweis auf die falsche Ernährung die beste Medizin wäre. Für gelegentliche Fälle von Verstopfung, beispielsweise nach einem üppigen Festmahl, finden Sie im Kapitel »Was man sofort tun kann« (S. 61) einige Ratschläge.

Sollten Sie sich schon an höhere Dosen von Abführmitteln gewöhnt haben, sollten Sie nach und nach, keinesfalls auf einmal, reduzieren und Ihre Ernährung umstellen – nach dem Dauerkonsum von »schweren Abführkalibern« nur unter ärztlicher Anleitung.

Diäten und Fastenkuren

Nur eine einzige Mark wünschen wir uns für jeden Menschen, der eine Diät- oder Fastenkur hinter sich gebracht hat, um abzunehmen, und der kurze Zeit später wieder der Waage sein altes Gewicht aufbürdete. Wir wären reich. Die Statistik ist unbarmherzig: Sieben von zehn Menschen, die sich einer Diät unterziehen, haben sich spätestens nach sechs Monaten wieder ihr Ausgangsgewicht angegessen. Zwei Jahre nach dem Abspecken bewegt sich die Minuserfolgskurve bei nahezu 100 Prozent.

Schlanksein ist gefragt und gut fürs »Image.«. »Jung-schlank-dynamisch« leuchtet es von jeder Plakatsäule. Die Frage ist, wie lange eine derartige Kompensierung von Minderwertigkeitskomplexen oder sklavischer Gehorsam gegenüber dem »Zeitgeist« ausreicht, um ein einmal erkämpftes Gewicht zu halten? Solange Sie Opfer bestimmter Denk- und Eßgewohnheiten bleiben, wird jedes Abnehmen zur Tortur, ohne jeden dauerhaften Erfolg. Und nur bleibender Erfolg verdient die Bezeichnung Erfolg!

Diätkuren gibt es wie Sand am Meer: mit hohem Kohlehydratanteil, mit hohem Fettanteil, mit oder ohne Eiweiß, kalorienreduzierte Mischkost, kalorienarme Fertigprodukte, mit Appetitzüglern und/oder Abführmitteln und verschiedene Fastenkuren. Und jede bezieht sich auf Ärzte, die »aus berufenem Munde« preisen und loben. Jährlich werden bei uns Milliarden für den Wunsch nach der Traumfigur und dem ewigen Leben ausgegeben. Und nur zu oft werden sie mit gesunder und richtiger Ernährung verwechselt, richten mehr Schaden in unserem Verdauungssystem an, als sie Nutzen bringen. Natürlich ist hier nicht die Rede von echten Diäten, die bei bestimmten Krankheiten streng nach entsprechender Anleitung befolgt werden müssen.

Diäternährung aber ist einseitige Ernährung, zum Teil eine ausgesprochene Mangelernährung, da nur stark eingegrenzte Lebensmittelgruppen verwendet werden dürfen. Zum Ausgleich des Mangels wird oft unverfroren die gleichzeitige Einnahme von Vitamin- und Mineralstoffpräparaten empfohlen. Noch bedenklicher sind, wie Sie bereits wissen, Abführmittel bzw. »Appetitzügler«. Bei letzteren sind unerwünschte Nebenwirkungen an der Tagesordnung. Sämtliche einseitige Kostempfehlungen – auch die reine Rohkosternährung – sind auf Dauer ungeeignet und schaden mehr, als sie nützen!

Nulldiät

Auch was die Nulldiät und das Fasten betrifft, sind viele unrichtige Meinungen im Umlauf: Prinzipiell ist es richtig, daß unser Körper bei geringer Kalorienzufuhr das Defizit auszugleichen sucht, indem er Körpergewebe – Fett und später Muskeleiweiß – abbaut, was auch zu einem Gewichtsverlust führt.

Allerdings ist unser Körper so weise zu bemerken, daß es seinem Energieverbrauchspegel, der sich auf einem bestimmten Niveau eingeregelt hat, »an den Kragen geht«. Daher reduziert er rasch diesen Verbrauch, um das Energiepotential so lange wie möglich aufrechtzuerhalten.

Bei einer Nulldiät dauert es etwa zwei Tage, bis die Zuckerreserven in Blut und Leber aufgebraucht sind. Erst danach werden Triglyceride aus dem Fett und später Eiweiß aus den Muskeln mobilisiert, um den lebensnotwendigen Brennstoff Glucose herzustellen. Nach einigen Tagen Nulldiät pendelt sich der Fettverbrauch bei etwa 150 Gramm pro Tag ein. So schnell wie oft versprochen klappt es also mit der Gewichtsabnahme keineswegs: Für eine Gewichtsabnahme von zehn bis 15 Kilogramm müßten Sie ohne Unterbrechung 60 bis 90 Tage lang hungern!

Hinzu kommt das Gefühl der Mutlosigkeit nach dem scheinbaren Mißerfolg, das einem die Kraft nimmt, sich um eine erfolgversprechende Ernährungsumstellung zu bemühen, auch deshalb, weil sich der Körper nach einer Diät- oder Fastenkur nicht sofort wieder auf die »normalen« Verhältnisse einrichtet, sondern erst einmal wieder kräftig zunimmt. Gemeinsame Nachteile jeder Art von einseitiger Diät sind also:

▷ Der Gewichtsverlust tritt nicht so rasch wie erwartet ein (die hauptsächliche Gewichtsabnahme besteht in einem zeitweiligen Wasserverlust).
▷ Ernährungsgewohnheiten ändern sich nicht, nach der Kur fällt man in den alten Trott zurück.
▷ Es ist weit schwieriger, die Fastendauer durchzuhalten, als auf gesunde Vollwerternährung umzustellen.
▷ Meist werden essentielle Stoffe nicht in ausreichender Menge zugeführt. Dem Fasten oder der Nulldiät sollte eine medizinische Untersuchung oder Beratung vorausgehen, wenn man nicht kerngesund ist.

Die einfachste und wirkungsvollste »Diät« besteht in einer ausgewogenen, maßvollen Ernährung, die auf die Zufuhr essentieller Nährstoffe achtet und sich an die Vollwerternährung anlehnt. Diese Umstellung allein kann manchmal schon »Wunder« bewirken.

Heilfasten

Vielleicht erschien es Ihnen so, als wollten wir hier ein Plädoyer gegen das Fasten überhaupt abgeben. Das liegt uns jedoch fern. Nicht umsonst ist gezieltes Fasten seit Jahrtausenden bekannt als ein geistiges Instrument, um Körper und Psyche miteinander in Einklang zu bringen. Heilfasten als eine Art Therapie für Leib und Seele weckt den »inneren Arzt«, stärkt die Selbstheilungskräfte des Körpers und unterstützt die körpereigene Abwehr. Es gibt unserem Körper die Gelegenheit zur Entgiftung und Entschlackung und wirkt darüber hinaus beruhigend auf unser vegetatives Nervensystem.

Fasten wird in allen Kulturen und größeren Religionen dieser Erde mit »spiritueller Reinigung« in Verbindung gebracht. Das allein zeigt, daß es beim bewußten Fasten weniger um eine »Abmagerungs«-Kur als um einen seelischen und leiblichen »Wiederaufbau« geht. Daß dabei auch einige Pfunde fallen, mag eine positive Begleiterscheinung sein: mit krampfhafter Diätensucht hat wirkliches Fasten nichts zu tun. Es ist dagegen ein gutes Mittel bei:

▷ allen akuten und fieberhaften Erkrankungen. »Füttere den Kranken und du fütterst die Krankheit« *(Hippokrates)*;
▷ schlechter Laune, melancholischer und depressiver Stimmung;
▷ Herzkrankheiten mit Kreislaufbelastungen (Arterienverkalkung, Bluthochdruck, Angina pectoris u. a.), vor allem bei Wasseransammlungen in Beinen und Geweben (unter Aufsicht eines Arztes);
▷ bestimmten Hautkrankheiten, Erkrankungen der Nieren und der Blase, bei chronischen Gelenkentzündungen und Arthrosen.

Nicht fasten sollte man bei Tuberkulose, Untergewicht und starker Schilddrüsenüberfunktion.

Risikofaktor Übergewicht

Läßt man mögliche genetische Ursachen einmal beiseite, bleiben nur zwei Ursachen für Übergewicht: Überernährung und Bewegungsmangel, die wiederum ihre eigenen »Ursachen« haben. Zu einer übermäßigen Fettansammlung im Körper kommt es immer dann, wenn die Kalorienzufuhr in Form von Nahrungsmitteln und Alkohol den Energieverbrauch übersteigt.

Sicher gibt es auch die guten »Futterverwerter«. Es stimmt nämlich nicht immer, daß alle Dicken mehr essen als Normalgewichtige. Wie auch immer: Medizinisch gesehen ist Übergewicht ein Risikofaktor, es macht anfälliger für zahlreiche Krankheiten (Diabetes, Gicht, Bluthochdruck, koronare Herzerkrankungen etc.) und sollte reduziert werden bei:

▷ bestehenden Begleiterkrankungen,
▷ zusätzlichen Risikofaktoren (Rauchen, übermäßiger Alkoholgenuß),
▷ einem Übergewicht von über 20 Prozent (Sollgewicht = Körperlänge in

Zentimeter minus 100 minus zehn Prozent, wobei noch Muskelmasse, Körperstatur und Geschlecht berücksichtigt werden müssen).

Wenn Sie zuviel auf die Waage bringen und seelisch und/oder körperlich darunter leiden, sollten Sie sich die sieben Goldenen Regeln für Übergewichtige zu Herzen nehmen:

▷ weniger essen,
▷ das Richtige essen,
▷ weniger Alkohol,
▷ weniger Salz,
▷ mehr Bewegung,
▷ dem Leben eine klare Absicht, klare Ziele geben;
▷ den Körper als Freund und Diener betrachten.

Heilkraft der Gewürzkräuter

»Unsere Nahrungsmittel sollten Heilmittel und unsere Heilmittel Nahrungsmittel sein«, so predigte bereits Hippokrates in der Antike. Wie sehr träfe dieser Satz gerade auf die Gewürze zu, würden wir sie bei der täglichen Zubereitung unserer Nahrung richtig anwenden! Überreich an Duft- und Geschmacksstoffen beleben sie Geruchs- und Geschmackssinne, regen die Drüsen unseres Verdauungstraktes an und entfalten je nach Eigenart spezielle Wirkungen. Viele Beschwerden – Magendruck, Völlegefühl, Blähungen, Verstopfung – könnten uns bei richtiger Anwendung von vorneherein erspart bleiben.

Bei der Auswahl der in der folgenden Tabelle vorgestellten Kräuter und Gewürze haben wir das Schwergewicht auf ihre Wirkung für eine gesunde Verdauung gelegt.

Verwendung und Wirkung verschiedener Gewürzkräuter

	Verwendung	*Wirkung bei richtiger Dosierung*
Anis	Obstspeisen, Desserts, Plätzchen und Backwerk, Anismilch	desinfizierend, krampflösend, appetitanregend, köstlich als Anismilch zur Vorbeugung, bei Blähungen und Verstopfungen

	Verwendung	*Wirkung bei richtiger Dosierung*
Basilikum	Gemüse, Soßen, Suppen, im Salat	gegen Blähungen, hustenlindernd
Beifuß	besonders bei fettem Fleisch, Gemüse, Salat, Rohkost	Verdauungshilfe bei fettem Fleisch, gegen Sodbrennen und Krämpfe
Bärlauch (nur frisch)	Soßen, Salate, Spaghetti, mit Spinat, als Suppenwürze	wie beim Knoblauch vorsichtig dosieren; appetitanregend, verdauungsfördernd und blutreinigend
Curry	Soßen, Reisgerichte	verdauungsanregend
Dill	Fleisch und Fisch, Salate, Gemüse, Suppen	krampflösend, gegen Blähungen
Estragon	Salate, Kräutersoßen, Fisch	magensaftanregend, speichelbildend
Fenchel	Gemüse, Tee, Suppen, Brot, Backwerk	Als Fenchelmilch oder -tee bei Krämpfen, Blähungen; gegen Bronchialleiden, zur Darmreinigung, beruhigend
Ingwer	Kompott, Gebäck, als kandierte Stückchen	Magenmittel, allgemeines Stärkungsmittel
Knoblauch	Spinat, Fleisch, Fisch, Soßen, Salate	vorbeugend gegen Gefäßverkalkung, blutreinigend, desinfizierend (große Mengen können zu einer Nierenreizung führen und sind daher zu vermeiden)
Koriander	Soßen, Salate, Gemüse, Suppen	magenanregend, entblähend, frisches Brot mit Koriander verhindert Blähungen
Kresse	Salate, Soßen, Quark	enthält wie der Meerrettich eine antibiotisch wirkende Substanz, günstig für die Darmflora
Kümmel	Quark, Gemüse, Fleisch, Suppen, Soßen, Salate, Kartoffeln, Kohl, Wirsing	krampflösend, entblähend, magenstärkend, gute Verdauungshilfe bei Kohl und Wirsing
Liebstöckl (Maggikraut)	Fleisch, Gemüse, Suppe, Soßen	darmregulierend, gegen Blähungen

	Verwendung	*Wirkung bei richtiger Dosierung*
Lorbeer	Fisch, Suppen, Kartoffeln, Eintopf, Soßen	appetitanregend, verdauungsfördernd
Majoran	Gemüse, Fleisch, Suppen, Soßen	krampfstillend, blähungswidrig, verdauungsfördernd
Meerrettich	Fleisch, Fisch, Salate, Soßen	verdauungsfördernd (zur »Entschärfung« mit einem Apfel reiben, etwas Zucker und wenig Sahne zugeben)
Muskatnuß (kleine Dosen)	Salate, Soßen, Suppen	magenstärkend, verdauungsfördernd, bei nervösen, krampfartigen Beschwerden
Paprika	Tunken, Soßen, Suppen, Gemüse, Fleisch, Reisgerichte	magenanregend (stark schleimhautdurchblutend)
Petersilie	zu fast allen pikanten Speisen verwendbar	harntreibend, verdauungsfördernd, mit Vitamin C
Pfeffer	Gemüse, Salate, Fleisch etc.	appetit- und sekretionsfördernd
Rosmarin	Fisch, Fleisch (Geflügel), Soßen	verdauungs-, kreislauf- und nervenstärkend
Salbei	Salate, Fleisch, Fisch	blutreinigend, gegen Durchfall (entzündungswidrig)
Schnittlauch	Kartoffeln, Käse, Quark, Fisch, Fleisch, Salate, Suppen, Soßen	Vitamin-C-Spender, Leber-Galle-anregend, harntreibend, verdauungsanregend
Senf	Fleisch, Fisch, Soßen, Suppen (Senfkörner zerstoßen)	antiseptisch, verdauungsfördernd
Thymian	Fleisch, Fisch, Suppen, Soßen	stark antiseptische Wirkung
Vanille	Süßspeisen	appetitanregend und verdauungsfördernd
Veilchenwurzel	als Gewürz für Zuckerkranke	antiseptisch, blutreinigend
Wacholder	Soßen, Gemüse, Brühe	harntreibend, magen- und darmkräftigend
Zimt	für Süßspeisen, Milchreis	gegen Durchfall, entsäuernd, blutstillend
Zitronenmelisse	Kräuterbutter, Salate, Soßen, Suppen	entspannend und entkrampfend, Nerventonikum
Zwiebel	Suppen, Fleisch, Fisch, Soßen, Salate, Gemüse	desinfizierend, verdauungsfördernd, blutbildend, wassertreibend, nervenstärkend (bei Gärungs- und Darmgasneigung gering dosieren)

Verarbeitung und Behandlung

Frisch sollten die Kräuter sein und nicht gedüngt oder mit Pflanzenschutzmitteln behandelt. Spülen Sie die Kräuter kurz vor dem Gebrauch unter fließendem Wasser, schütteln Sie sie aus und schneiden Sie sie sehr fein (etwa mit einem Wiegemesser).

Fügen Sie die Kräuter erst kurz vor dem Servieren hinzu. Wenn Sie getrocknete verwenden, lassen Sie diese kurze Zeit mitkochen, damit sie ihr volles Aroma entfalten können.

Zum Haltbarmachen: vor der Blütezeit abschneiden, waschen und zum Trocknen an einem kühlen, trockenen Platz kopfunter aufhängen (Keller?). Nach dem Trocknen grob oder fein rebeln oder pulverisieren und gut verschlossen in einem Porzellan- oder Glasbehälter aufbewahren.

Zum Trocknen eignen sich: Majoran, Thymian, Pfefferminze, Rosmarin, Bohnenkraut, Basilikum, Beifuß, Zitronenmelisse, Oregano und andere. Eine gute Konservierungsmethode ist auch das Einfrieren frisch gezupfter Kräuterblätter.

Generell sollten Sie mit scharfen Gewürzen sparsam umgehen. In heißen Ländern sind sie notwendig als desinfizierendes Mittel. Sie führen zu einer starken Durchblutung an Schleimhäuten. Ihr Mißbrauch kann zu Leberschäden führen; bei Nierenerkrankungen muß auf Pfeffer verzichtet werden.

MEDIZIN FÜR DIE PSYCHE

Nicht nur Ihr Körper braucht Nahrung, vollwertige und gesunde Nahrung, sondern auch Ihr Geist und Ihre Seele.

Auf den nächsten Seiten werden wir Ihnen einige der wichtigsten Vitamine und Spurenelemente, die eine solche geistige Nahrung enthalten sollte, nahebringen. Wir haben in allen bisherigen Kapiteln versucht, Sie mit der Tatsache vertraut zu machen, daß Krankheit, in Ihrem Fall Verdauungsbeschwerden, nicht nur in unserem Körper, sondern in unserem Geist, in unseren destruktiven Denkgewohnheiten entsteht, meist auf der Basis der »Vier Säulen der Torheit«: Angst, Gier, Ungeduld und Faulheit.

Verzeihen Sie bitte diese klaren Worte: Aber wenn Sie einen kühlen Blick in den Spiegel werfen, werden Sie diese Untugenden nicht von vorneherein von sich weisen. Dieser kühle Blick auf sich selbst, im deutschen Sprachgebrauch auch »Aufrichtigkeit« genannt, ist es, der es Ihnen möglich machen wird, die »Nahrung« der folgenden Seiten zu verdauen und aus ihr den größtmöglichen Gewinn zu ziehen.

Und vergessen Sie einmal für ein paar Stunden, wer an Ihrer Krankheit »schuld« ist. Es geht nicht darum, Bösewichter zu identifizieren: den Körper, die Psyche, die Eltern, die Umstände, die Sachzwänge. Das dient oft nur dazu, die eigene Untätigkeit zu entschuldigen, und weiter das »Schicksal« zu verdammen.

Die Grundstoffe für die Medizin in diesem Kapitel stammen aus den verschiedensten Quellen: aus den Erkenntnissen und Erfahrungen der Psychosomatik, aus der klassischen Philosophie, aus verschiedenen Traditionen alter und neuer Weisheitslehren, aus ärztlicher und psychotherapeutischer Praxis oder ganz einfach aus den heutzutage brachliegenden Quellen des gesunden Menschenverstandes.

Wenn Sie zu den Menschen gehören, die von einer Medizin Wunder erwarten, zumindest, daß sie »von selbst« wirkt, werden Sie von diesem Buch nicht viel »haben«. Denn wahren Gewinn wirft das Material nur dann ab, wenn Sie damit arbeiten. Wenn Sie es als Herausforderung betrachten, mit dessen Hilfe Sie Ihre geistigen Muskeln trainieren können. Wir liefern nur das Werkzeug. Sie selbst entscheiden, wie und ob Sie es einsetzen!

Auf den folgenden Seiten werden Sie zu den häufigsten Symptomenkomplexen der Verdauungsstörungen jeweils drei Unterabschnitte finden. Unter dem Stichwort »So bin ich« deuten wir an, welche Charakterzüge ein Mensch haben könnte, der aller Wahrscheinlichkeit nach jene Symptome entwickelt oder besitzt, mit denen das Kapitel überschrieben ist. Wenn Sie sich wiedererkennen, sollten Sie dann die entsprechenden »Geschichten zum Gesundwerden« bzw. die »Meditationsthemen« besonders aufmerksam lesen.

Noch ein Hinweis zum Schluß: Sprechen Sie mit Freunden über diese Texte. Unter Umständen könnte das die heilsamste Aktivität von allen sein. Wir alle brauchen mehr Freunde, nicht mehr Ärzte, Seelsorger, Therapeuten oder sonstige »Ratgeber«. Sie alle verdienen ihr Brot mit der Krankheit. Echte Freundschaft ist kostenlose Medizin.

Chronische Verstopfung

So bin ich

»›Sauber‹ war ich schon sehr früh, und meine Eltern waren stolz darauf. Sie haben aber auch ganz schön darauf hingearbeitet, bis ich pariert habe. Heute geht's mir gut, ich habe meine Schäfchen im trockenen, andere sollen selbst sehen, wo sie bleiben. Jeder ist doch seines Glückes Schmied. Mir hat niemand was geschenkt, deswegen habe ich auch nichts zu verschenken. Erst wenn die Gegenleistung stimmt, rücke ich was heraus. Leidenschaftlich bin ich nicht, die Kontrolle zu verlieren ist mir ein Greuel. Das macht mir angst, was soll's also. Mit der Liebe ist das auch so eine Sache – man weiß ja nie, ob sich die Investition von Gefühlen lohnt...

In meinem Beruf kann mir keiner was nachsagen, ich bin die Gewissenhaftigkeit in Person. Schon, manchmal bin ich etwas melancholisch, aber das vergeht schnell...

Man glaubt, ich wäre schüchtern, aber wie es in mir drinnen wirklich aussieht, weiß keiner...

Sie sagen, ich sei geizig? Dann schauen Sie nur mal die Spendenquittungen an, die ich für die Steuer aufgehoben habe!«

Geschichten zum Gesundwerden

Geschichten von Mulla Nasrudin, dem vollendeten Meister und Narren, werden im Orient seit Jahrhunderten erzählt, um dem Menschen auf humorvolle Weise einen Spiegel vorzuhalten. Sie enthalten keine »Moral« im üblichen Sinne, sondern funktionieren auf einer tieferen Ebene.

<u>Leistung und Gegenleistung</u>

Nasrudin besuchte ein türkisches Bad. Da er in Lumpen gekleidet war, behandelten ihn die Diener von oben herab und gaben ihm ein schäbiges Handtuch und einen winzigen Rest Seife. Beim Verlassen des Hauses drückte er den verblüfften Bademeistern eine Goldmünze in die Hand. Am nächsten Tag erschien er wieder, prächtig gekleidet, und wurde natürlich mit größter Aufmerksamkeit und Hochachtung behandelt.

Nach dem Bade überreichte er den Badewärtern die kleinste Kupfermünze, die es gab. »Dies«, sagte er, »ist für eure Bedienung beim letztenmal. Die Goldmünze war für eure Behandlung bei diesem Mal.«

Die Mücke und der Elefant

Die folgende Geschichte stammt aus dem Vorderen Orient (15. Jh.),
wurde aber später auch vom christlichen Westen übernommen.
Sie handelt nicht, wie man meinen könnte, von der Nutzlosigkeit des Lebens,
sondern davon, daß wir im Leben vieles wichtig nehmen,
was unwichtig ist – und umgekehrt.

Eine äußerst empfindsame und lebenserfahrene Mücke entschloß sich eines Tages nach reiflicher Überlegung umzuziehen und wählte als neue Wohnstatt das Ohr eines Elefanten.

Schon bald hatte sie sich dort ausgesprochen bequem eingerichtet. Generationen von Mückenkindern zog sie auf, wie es der Brauch ist, brachte ihnen bei, was sie wußte, und entließ sie in die Welt hinaus.

Sie fühlte sich wohl im Ohr des Elefanten, es war geräumig, warm und weitläufig. Es wurde zum Schauplatz vieler Erfahrungen, der Trauer und Freude, der Anstrengung und des Erfolges.

Natürlich hatte sie sich gleich zu Beginn ihres Mietverhältnisses eingeführt, wie es sich gehörte. Aus Leibeskräften hatte sie ins Ohr des Elefanten gebrüllt: »Wisse, oh Elefant, daß ich beabsichtige, mich in deinem Ohr niederzulassen. Hiermit tue ich es kund, wie es Brauch ist!«

Der Elefant hatte nichts dagegen gehabt.

Was die Mücke nicht wußte, war, daß der Elefant überhaupt nichts gehört hatte. Weder war ihm bewußt, daß da eine Mücke eingezogen war, noch merkte er etwas vom ständigen Kommen und Gehen des späteren Mückennachwuchses. Es war ihm gleichgültig.

Eines Tages ergab es sich, daß die Mücke den Entschluß faßte, wieder auszuziehen. Tagelang bereitete sie ihre Abschiedsrede für den Elefanten vor. Als es schließlich so weit war, erklärte sie ihm mit wohlgesetzten Worten, wie sehr sie sich in seinem Ohr wohlgefühlt habe, verabschiedete sich höflich und wartete auf eine Antwort. Es kam keine.

Die Mücke wiederholte ihre Rede, erhielt wieder keine Antwort, und versuchte es schließlich ein drittes Mal, diesmal so laut sie konnte. Jetzt hörte der Elefant das winzige Stimmchen. Er überlegte ein wenig und stieß dann nur einen kurzen Trompetenstoß aus. Übersetzt bedeutete er ungefähr: »Geh' in Frieden – dein Kommen bedeutet mir genausoviel wie dein Gehen.«

Meditationsthemen

Ein König wurde eines Tages von einer seltsamen Unruhe ergriffen. Unerklärlicherweise spürte er ein starkes Verlangen nach etwas, das folgende Bedingungen erfüllen sollte: es mußte ihn traurig machen, wenn er glücklich wäre, und ihn glücklich machen, wenn er traurig wäre. Die Weisen des Landes machten sich an die Arbeit. Das Ergebnis ihrer Mühen war ein goldener Ring, der die Inschrift trug: *Auch das wird vergehen.*

*

»Ich habe mich mein ganzes Leben lang bemüht, die Alternativen im Auge zu behalten«, sagte das Schaf, »ich kann kauen oder ich kann beißen.«

*

Viele Türen fallen mit einem lauten Knall ins Schloß. Unsere Sinne sind so sehr abgestumpft, und wir haben uns so sehr daran gewöhnt, nur dem Lauten und Spektakulären Beachtung zu schenken, daß wir nur selten jene zehn Türen bemerken, die sich öffnen, wenn eine zuschlägt.

Erkrankungen der Gallenblase

So bin ich

»Also, ich würde es gerne einmal allen zeigen! Aber ich traue mich nicht so recht. Außerdem ist es wichtig, sich zu beherrschen. Man weiß ja nie, wie der andere reagiert. Es ist oft einfach schlimm, was in der Welt so alles passiert! Ich könnte Gift und Galle spucken! Aber man muß sich ja zusammenreißen, ändern kann man sowieso nichts ...

Ich habe Angst, meinen Ärger zu zeigen. Immer stehe ich zwischendrin, muß ausgleichen, besänftigen, beruhigen, dabei könnte mir der Kragen platzen, wenn ich ... Eigentlich ist mir ja nach einem klaren NEIN zumute, aber ihm/ihr zuliebe mache ich lieber mit ...

Was der/die heute wieder geliefert hat, ... nicht zu fassen, es wurmt mich richtig, daß ich nichts tun kann ... na ja, noch drei Stunden, dann bin ich ihn/sie los ...

Der Neid frißt mich noch auf, ich muß sehen, daß ich mit ihm/ihr gleichziehe, sonst kann ich mich ja nirgends mehr blicken lassen ...

Meinen Eltern bin ich dankbar, sie haben mir gezeigt, daß man mit Anpassung im Leben weiterkommt ...«

Geschichten zum Gesundwerden

Der Adler

Diese Geschichte handelt von Anpassung und Bequemlichkeit. Sie zeigt, wie wir uns manchmal einfach mit etwas zufriedengeben und nicht wagen, das Gewohnte zu überdenken.

Ein Mann entdeckte eines Tages in den Bergen ein Adlerei, das aus dem Nest gefallen war, nahm es mit nach Hause und legte es unter eine seiner Hennen im Hühnerstall. Zusammen mit ihren Küken schlüpfte es aus und wuchs zusammen mit ihnen auf.

Sein ganzes Leben verbrachte der Adler auf dem Hühnerhof, lebte und dachte wie die anderen Hühner, kratzte und gluckste und gackerte. Ein Körnchen hier, ein Regenwurm da, er scharrte und kratzte, flatterte mit den Flügeln, hob sich in die Lüfte, um nach einigen Metern recht unelegant zu landen. Mit dem Leben eines Huhns war er im großen und ganzen recht zufrieden.

Als er schon sehr alt war, entdeckte er eines Tages hoch am Himmel einen herrlichen, großen Vogel, der mit ausgebreiteten Schwingen kreiste. Hoheitsvoll schwebte er durch die Windströmungen, scheinbar ohne seine Flügel zu gebrauchen. Der alte Adler blickte ehrfürchtig hinauf. »Wer ist das?« fragte er einen Hahn.

»Das da?« sagte der Hahn, »das ist der Adler, der König der Vögel. Wenn du vorsichtig bist, kann dir nichts passieren. Wir beide, wir haben nichts mit ihm zu schaffen.«

Das beherzigte der Adler und dachte nicht mehr an den schönen Vogel. Und wenn er nicht gestorben ist, dann denkt er noch heute, er sei ein Huhn.

Durst

Die Ursache unserer Krankheiten ist nicht komplex oder schwer zu entdecken. Die Heilmittel sind es oft auch nicht. Wir stehen uns nur manchmal selbst im Weg. Die folgende Geschichte stammt von Idries Shah (aus: *Das Zauberkloster*, Rowohlt Taschenbuch, Reinbek bei Hamburg 1986).

Es war einmal ein König, der hatte Durst. Er wußte nicht genau, was sein Problem war, aber er sagte:

»Meine Kehle ist trocken.«

Lakaien rannten geschwind, um etwas Geeignetes zur Linderung des Zustandes zu finden. Sie kamen mit Schmieröl zurück. Als der König es getrunken hatte, fühlte sich seine Kehle nicht mehr trocken an, aber er wußte, daß etwas nicht stimmte.

Das Öl rief in seinem Mund einen merkwürdigen Geschmack hervor. Er krächzte:

»Meine Zunge fühlt sich schrecklich an, da ist ein komischer Geschmack, alles ist so glitschig ...«

Sein Arzt verordnete ihm sogleich sauer eingelegtes Gemüse und Essig – was der König auch aß.

Bald hatte er zu allem Übel noch Kopfschmerzen und tränende Augen.

»Ich glaube, ich bin durstig«, murmelte er, denn seine Leiden hatten ihn etwas zum Nachdenken gebracht.

»Durst läßt die Augen nicht tränen«, sagten die Höflinge zueinander. Aber Könige sind eben oft kapriziös, und so sausten sie los und holten Rosenwasser und aromatisierten zuckersüßen Wein, wie es sich für einen König geziemte.

Der König trank alles, doch er fühlte sich noch immer nicht besser, und seine Verdauung war ruiniert.

Ein weiser Mann, der zufällig mitten in dieser Krise vorbeikam, riet:

»Seine Majestät braucht normales Wasser.«

»Ein König kann niemals gewöhnliches Wasser trinken!« rief der Hof einstimmig.

»Natürlich nicht«, empörte sich der König, »und ich fühle mich wirklich recht unverschämt behandelt – sowohl als König, dem pures Wasser empfohlen wird, als auch als Patient. Schließlich muß es unmöglich sein, daß solch ein fürchterliches und von Tag zu Tag komplizierteres Leiden wie meines ein derart einfaches Heilmittel haben könnte. Solch eine Auffassung widerspricht der Logik und ist eine Schande für den der sie vorbringt, und eine Beleidigung für den Kranken.« Auf diese Weise kam es dazu, daß der weise Mann nur noch »der Idiot« genannt wurde.

Meditationsthemen

Wut, Haß und Zorn, manchmal auch Trauer, sind Ausdruck enttäuschter Erwartungen. Wenn man lernt, auf die richtige Weise zu erwarten, verschwinden diese Gefühle. Milch von einem Ochsen zu erwarten, ist eine Sache. Den Aufgang der Sonne zu erwarten, eine andere.

*

Ein Mensch darf sich nicht Mensch nennen, solange Sichgehenlassen, Gier, Reizbarkeit und Aggression zu seinen Charakterzügen zählen. *(Al Ghasali, 13. Jh.)*

*

Der ursprüngliche Sinn der Tugend der Selbstbeherrschung besteht darin, sie eines Tages nicht mehr nötig zu haben.

Magenerkrankungen

So bin ich

»Ich habe sehr um die Zuwendung meiner Eltern kämpfen müssen, aber im Endeffekt habe ich nicht genug bekommen. Oft überfällt mich ein richtiger Heißhunger, und nichts kann mich daran hindern, ihn zu stillen, auch wenn es schon Mitternacht ist.

Besonders wurmt mich, wenn meine Leistungen nicht gebührende Anerkennung finden, ich fresse dann meinen Ärger und meinen Frust in mich hinein und hoffe, daß vielleicht jemand merkt, was ich wirklich brauche.

Ich habe Angst, meine Freunde zu verlieren, und verhalte mich lieber so, daß »die Luft rein bleibt«. Allein nach Australien fliegen? Niemals!

Bevor ich eine Situation selbst in die Hand nehme, warte ich lieber ab, bis die Umstände für mich entscheiden. Man kann ohnehin nicht viel ändern. Damit habe ich mich schon abgefunden.

Manchmal ärgere ich mir ein Loch in den Bauch, aber rauslassen tue ich meine Wut selten. Das Risiko ist einfach zu groß. Bescheiden sein, verzichten können sind große Tugenden, an denen ich festhalte, *koste es, was es wolle*!«

Geschichten zum Gesundwerden

Diese Geschichte ist als griechische Volkserzählung weit verbreitet. Wir haben sie dem Buch »Das Geheimnis der Derwische« von Idries Shah (Verlag Herder, Freiburg/Basel/Wien, 3. Aufl., 1984) entnommen.

<u>Fatima, die Spinnerin, und das Zelt</u>

Einst lebte in einer Stadt im Fernsten Westen ein Mädchen mit Namen Fatima. Sie war die Tochter eines erfolgreichen Spinners. Eines Tages sagte der Vater zu ihr: »Komm, meine Tochter, wir wollen eine Reise machen, denn ich muß auf den Inseln des Mittelmeers einem Geschäft nachgehen. Vielleicht lernst du einen hübschen jungen Mann in guter Position kennen, den du heiraten kannst.«

Sie brachen auf und reisten von Insel zu Insel, der Vater ging seinem Handel nach, und Fatima träumte von dem Ehemann, der ihr bald angehören würde. Eines Tages aber, sie waren auf dem Wege nach Kreta, kam ein Sturm auf, und sie erlitten Schiffbruch. Fatima wurde in der Nähe von Alexandria halb bewußtlos an den Strand geschwemmt. Ihr Vater war tot, und sie völlig mittellos.

Nur dunkel konnte sie sich an ihr früheres Leben erinnern, denn das Erlebnis des Schiffbruches und die Zeit, in der sie dem Meere preisgegeben war, hatten sie völlig erschöpft.

Wie sie nun am Strande entlangging, traf sie eine Familie von Tuchwirkern. Obgleich sie arm waren, nahmen sie das Mädchen zu sich in ihre dürftige Hütte und lehrten sie ihr Handwerk. So baute Fatima sich ein zweites Leben auf, und nach einem oder zwei Jahren war sie glücklich und mit ihrem Schicksal ausgesöhnt. Aber als sie eines Tages aus irgendeinem Grunde am Strande war, landete eine Bande Sklavenhändler, ergriff sie und nahm sie samt anderen Gefangenen mit sich fort.

Bitter beweinte Fatima ihr Los, stieß aber bei den Sklavenhändlern auf keinerlei Verständnis; sie nahmen sie mit nach Istanbul und verkauften sie als Sklavin.

Zum zweiten Mal war ihr die Welt zusammengebrochen. Nun wollte es das Glück, daß nur wenige Käufer auf dem Markte waren. Einer dieser Männer hielt Ausschau nach Sklaven, die auf seinem Zimmermannsplatz arbeiten sollten, wo er Schiffsmasten herstellte. Als er die unglückliche Fatima in ihrer Mutlosigkeit sah, entschloß er sich, sie zu kaufen, weil er dachte, daß er ihr auf diese Weise vielleicht ein etwas leichteres Los verschaffen könnte, als wenn irgendein anderer sie kaufte.

Er nahm Fatima mit sich nach Hause und hatte die Absicht, sie als Dienstmagd seiner Frau einzustellen. Aber als er zu Hause ankam, mußte er erfahren, daß er sein ganzes in einer Schiffsladung investiertes Geld verloren hatte; sie war von Seeräubern gekapert worden. Er konnte sich keine Arbeiter mehr leisten, so waren er, Fatima und sein Weib alleine mit der schweren Arbeit, der Herstellung von Schiffsmasten.

Fatima war ihrem Brotherrn dankbar für die Errettung und arbeitete so hart und so gut, daß er ihr die Freiheit schenkte, und sie wurde sein Verwalter. So also kann man sagen, daß sie doch auch in ihrer dritten Laufbahn einigermaßen glücklich wurde.

Eines Tages sagte er zu Fatima: »Fatima, ich möchte, daß du als mein Verwalter eine Ladung Schiffsmasten nach Java begleitest, und du kannst sicher sein, daß du sie mit gutem Gewinn verkaufen wirst.«

Sie reiste ab, aber als das Schiff an der Küste Chinas entlangfuhr, wurde es das Opfer eines Taifuns, und wieder geschah es, daß sie auf den Strand eines fremden Landes geworfen wurde. Wieder einmal weinte sie bittere Tränen, fühlte sie doch, daß nichts in ihrem Leben so lief, wie sie es erhoffte. Immer wenn sich irgend etwas gut anließ, trat ein Ereignis ein, das alle Hoffnungen zerstörte.

»Warum«, so rief sie nun zum dritten Mal, »warum ist es so, daß mir alles, was ich anfange, zum Unglück ausschlägt? Warum muß mir so viel Leid widerfahren?« Aber es gab keine Antwort. So richtete sie sich mühsam auf, um ins Land hineinzuwandern.

Nun hatte zwar niemand in China je etwas von Fatima gehört oder irgend etwas von ihrem Unglück gewußt. Aber es gab da eine Legende, nach der eines Tages ein Fremdling, eine Frau, ankommen und fähig sein würde, ein Zelt für den Kaiser zu machen. Und nachdem es bislang niemanden in China gab, der Zelte bauen konnte, sahen alle mit gespanntester Erwartung der Erfüllung dieser Vorhersage entgegen.

Damit dieser Fremdling, wenn er ankommen sollte, nicht übersehen würde, beobachteten die jeweiligen Kaiser von China die Sitte, einmal im Jahr in alle Städte und Dörfer des Landes Herolde zu senden, die nach einer Frau aus der Fremde fragten, um sie bei Hofe vorzustellen.

Als Fatima in der Nähe der chinesischen Küste in eine Stadt kam, war dies nun gerade einmal wieder der Fall. Mithilfe eines Dolmetschers sprachen die Leute sie an und erklärten ihr, daß sie zum Kaiser gehen solle.

Als Fatima vor den Kaiser gebracht wurde, fragte er sie: »Werte Frau, kannst du ein Zelt machen?«

»Ich denke schon«, sagte Fatima.

Sie bat um Seile, aber es gab keine. Da erinnerte sie sich an ihre Zeit als Spinnerin, sammelte Flachs und drehte Seile. Dann bat sie um kräftiges Tuch, aber die Chinesen hatten keines von der Art wie sie es brauchte. Da erinnerte sie sich an die Kenntnisse, die sie bei den Webern in Alexandria erworben hatte, und stellte festes Zelttuch her. Dann brauchte sie Zeltpfosten, aber in China gab es keine. So dachte Fatima an das, was sie in Istanbul bei dem Zimmermann gelernt hatte, und machte kräftige Zeltpflöcke. Als sie auch damit fertig war, strengte sie ihren Verstand an, um sich auf all die Zelte zu besinnen, die sie auf ihren Reisen gesehen hatte: und siehe da, sie baute ein Zelt!

Als dieses Wunder dem Kaiser von China gezeigt wurde, sagte er Fatima zu, ihr einen Wunsch zu erfüllen, sie möge ihn nur aussprechen. Sie wünschte sich, in China zu bleiben, heiratete einen hübschen Prinzen und war glücklich im Kreise ihrer Kinder bis zum Ende ihrer Tage.

Gerade durch die vielen Abenteuer erkannte Fatima, daß sich all das, was ihr als unangenehme Erfahrung erschienen war, als wesentlicher Teil dessen herausstellte, wodurch schließlich ihr Glück begründet wurde.

Meditationsthemen
Eine große Anstrengung macht große Menschen berühmt. Eine noch größere sorgt dafür, daß sie unerkannt bleiben.

*

Kostbar sind die Gelegenheiten, und die Zeit ist ein scharfes Schwert (Sprichwort).

*

Für einen Lernenden ist Aufregung dasselbe wie der Schlaf für den Jäger.

Chronischer Durchfall

So bin ich

»Zu den schlimmsten Erinnerungen in meiner Jugend gehören die Tage vor irgendwelchen Prüfungen.

Immer habe ich das Gefühl, ich müßte etwas Wichtiges von mir hergeben, bevor man mich mag oder akzeptiert. Oft fühle ich mich total überfordert. Ich habe ständige Angst, nicht genug zu leisten. Bevor ich in Aktion trete, frage ich mich immer ganz genau, was zu tun ist und wie es zu tun ist. Für spontane Entscheidungen bin ich nicht zu haben.

Wer es richtig anstellt, kann alles von mir haben. Ich schenke gern und bin zufrieden, wenn ich dafür wenigstens ein bißchen Dank ernte.

Nur übererfüllte Leistung ist eine gute Leistung. Gewissenhaftigkeit ist keine Tugend, sie ist selbstverständlich. Man muß mir sagen, wo's lang geht, dann arbeite ich am besten. Liebe bedeutet Geben, auf Nehmen hat man kein Recht.«

Geschichten zum Gesundwerden

Dieser kleine Ausschnitt aus einem Essay von Prentice Mulford, einem amerikanischen Journalisten und Philosophen (1843–1891), enthält den Schlüssel zur Bekämpfung jener seuchenartigen Krankheit, für die viele unserer körperlichen Gebrechen nur ein Symptom sind: die Angst. Es ist in seinem höchst empfehlenswerten Buch »Vom Unfug des Lebens und des Sterbens« (Fischer Taschenbuch, Frankfurt/Main 1977) enthalten, und es erschien vor 100 Jahren ...

Eine Methode, Mut zu züchten

Keine Eigenschaft ist aber wichtiger für den Erfolg als Mut, Mut und wieder Mut. *Der Untrainierte wird im entscheidenden Moment einen guten Gedanken ebenso linkisch aus dem Hirn fallen lassen wie den Zirkel aus den Händen.* Denn Mut im Denken ist ebenso wesentlich wie Mut im Handeln ... einen neuen Gedanken lang genug halten können, bis der erste Schreck über seine Neuheit vorüber ist, und statt ihn fallen zu lassen, lieber der Zeit eine Chance geben, ob es sich nicht verlohne, nach Wegen der Verwirklichung zu suchen, gerade weil er so kühn, gerade weil er so neu.

Nur kein Mißverständnis: Nicht die ganze Geisteskraft hat in jeder sogenannten kleinen Trivialität zu fokussieren, etwa im Schließen einer Tür, dem Einfädeln einer Nadel, dem Öffnen der Schublade ... nur eben soviel, als der Akt erfordert – das richtig abzuschätzen, ist *leibliche Vollendung*; der Rest bleibt in Reserve und für unvorhergesehene Fälle. – Wer ein Gewicht stemmt, wird ja bei einem Pfund auch anders zu Werk gehen als bei fünfzig. Wer seine Gedanken woanders hat, wird eben diese erforderliche Kraft immer falsch kalkulieren ... wie sähe aber ein Kaufmann aus, der das bei seinem Lager täte, da jedoch hier nur das *Leben*, das einmalige, einzige, unwiderrufliche, verschleudert wird, verlohnt das ja keinen Gedanken. Diese Durchblutung, Belebung, Beherrschung in ihren tausend Variationen eines einzigen Tages ersetzte den Stadt- und Stubenmenschen auch bis zu einem hohen Grad den *Sport*, der ja nichts anderes als *ausnahmsweise* Befolgung unseres Lebensrezeptes ist.

Man erinnere sich auch, daß alles im Geist Getane und dann noch einmal erst körperlich Vollbrachte Vergeudung ist. Da liegen jeden Morgen Leute im Bett, kalt wie Metall vor Entsetzen über das Frühstück, das nun zu kochen, die Zimmer, die aufzuräumen, die Einkäufe, die zu besorgen sind ... liegen auf dem Rücken und rackern sich ab dabei.

Jeder Tat ihr Maß von Kraft zuweisen können, ist das Geheimnis der *Vitalität*, deren vielbeneidete Besitzer aus scheinbar unerschöpflichen Reserven strahlende Speise ziehen. Kein »Vitamin«, keine Tube Ambrosiaersatz »Speiofix«, nichts in noch so schöner Verpackung aus dem

Kehrichthaufen der Farbfabriken gewonnen, mit dem Gutachten aller Fakultäten bekleistert, wird diese unentgeltliche Methode erreichen. Nicht nur Mut, auch Takt und Geschick sind Charakteristika der Vitalität. Sie gab jenem amerikanischen Offizier, als er sich in der Verwirrung der Schlacht plötzlich allein britischen Truppen gegenübersah, die Ruhe zu fragen: »Welches Regiment?« »Royal scots«, war die Antwort. »Royal scots stehenbleiben«, und er ritt ruhig zu seinen Linien zurück.

Langandauernde Gewohnheit kann natürlich nicht in einem Tag und nicht in einem Jahr gebrochen werden, noch können die seelischen und geistigen Folgen ohne weiteres ausheilen ... langsames Wegwachsen ist alles.

Wer diesen Essay liest mit dem Gefühl, daß vielleicht doch »was dran ist« – irgendeine Stelle den eigenen Fall trifft, hat mit der Selbstheilung begonnen. Überzeugung, lebendige Überzeugung kann nur von innen kommen, hört dann aber nie mehr zu wachsen auf.

Niemand erfindet eine Wahrheit, braucht es auch gar nicht, denn Wahrheit ist – man sollte es gar nicht glauben – die weitverbreitetste Substanz der Welt, ein »freies Gut« wie Wasser, Licht und Luft. Wer andern hilft, hilft ihnen nur, sich selbst zu helfen, wie der Laternenanzünder weder Feuer noch Licht erschafft, wenn er dem Gas im fremden Leuchtkörper mit seinem Lichtchen naht.

Meditationsthemen

Was kann der Tiger schon jagen in den dunklen Winkeln seiner eigenen Behausung?

*

Tief im Meer liegen unermeßliche Schätze verborgen. Sicherheit findest du am Ufer.

*

Alle Weisheit dieser Welt läßt sich in zwei Zeilen ausdrücken: Was für dich getan wird, laß es zu. Was du selbst tun mußt: Sorge dafür, daß Du es tust.

Fettsucht

So bin ich

»Essen ist der einzige Trost, den ich im Leben habe. Vor Angst habe ich Angst, meine Depressionen, meine Einsamkeit decke ich lieber zu, niemand soll sie sehen, sonst verliere ich das bißchen Zuneigung und Anerkennung, das ich noch genieße. Freunde habe ich genug, wir sehen uns auch oft: ungefähr einmal im Monat.

Überhaupt ist Genießen meine Stärke: man muß sich doch etwas gönnen im Leben, wenn mir sonst schon niemand freiwillig was zukommen läßt. Die Leute mögen mich, weil ich so gemütlich und verträglich bin. Also bleibe ich auch lieber so. Besser nicht anecken.

Man muß sich schützen, denn das Leben ist hart. Wo man hinschaut: Egoismus, Brutalität, Ausgenütztwerden. Und wenn man genau hinschaut: »Die Frauen haben heutzutage die Hosen an/Die Männer sind doch alle gleich.«

Geschichten zum Gesundwerden

Diese Fabel vom »Essen ohne nachzudenken« taucht oft
in christlichen Erzählungen des Mittelalters auf.

<u>Brot und Träume</u>

Es waren einmal drei Männer, deren Wege sich bei einer Reise kreuzten. Sie beschlossen, gemeinsam weiterzuwandern, und wurden nach und nach Freunde. Sie teilten Freud und Leid, gingen durch dick und dünn und besaßen sogar eine gemeinsame Kasse. Eines Tages jedoch gerieten sie in Streit miteinander: Sie konnten sich nicht einigen, wer von ihnen das letzte Stück Brot und den letzten Schluck Wasser aus dem Schlauch zu sich nehmen dürfe. Sie kamen zu keiner Einigung, und schließlich schlug einer von ihnen vor, daß derjenige, der am nächsten Morgen den interessantesten Traum zu berichten wußte, entscheiden dürfe, was zu tun sei.

Am nächsten Morgen erzählten sie sich ihre Träume.

Der erste sagte: »Ich wurde an einen Ort versetzt, so wunderbar und licht, daß Worte ihn nicht beschreiben können. Dort begegnete mir ein weiser Mann, der sagte: ›Dir steht das Essen zu, denn dein vergangenes und zukünftiges Leben ist lobenswert und tugendhaft.‹«

»Wie seltsam«, sagte der zweite Mann, »in meinem Traum wurde mir meine ganze Vergangenheit und Zukunft gezeigt, und ein allwissender Mann sagte zu mir: ›Du hast das Essen verdient, denn du hast mehr Erfahrung als die anderen, und wirst eines Tages Menschen führen. Du mußt bei Kräften bleiben.‹«

Der dritte Weggefährte sagte: »Ich hatte keinen Traum. Ich sah und hörte nichts. Aber ich hatte ein ganz eigenartiges Gefühl. Irgend etwas trieb mich dazu, aufzustehen und das Brot und das Wasser zu nehmen – und es dann in Ruhe und ohne viel nachzudenken zu verzehren. Und das habe ich dann auch getan.«

Der Garten

»Der Garten« (aus dem Buch »Der glücklichste Mensch« von Idries Shah, Verlag Herder, Freiburg/Basel/Wien 1986) ist eine wunderbare Geschichte zum Thema »Selbsterkenntnis«. Sie wendet sich direkt an Ihren »inneren Arzt«.

Es war einmal zu der Zeit, als die Wissenschaft und Kunst des Gartenbaus unter den Menschen noch nicht fest verwurzelt war. In jenen Tagen lebte ein Meistergärtner. Er kannte nicht nur sämtliche Eigenschaften der Pflanzen, ihren Nährwert, ihre medizinische und ästhetische Bedeutung, ihm war auch das Wissen um das Kraut des Ewigen Lebens gewährt worden, und so lebte er viele hundert Jahre.

Durch die Generationen hindurch besuchte er Gärten und kultivierte Landstriche in der ganzen Welt. An einem bestimmten Ort pflanzte er einen wundervollen Garten und unterrichtete die Menschen in seiner Pflege und sogar in der Theorie des Gartenbaus. Aber sie gewöhnten sich allmählich daran, daß einige Pflanzen Jahr für Jahr von neuem wuchsen und erblühten, und so vergaßen sie bald, daß man bei anderen die Samen sammeln mußte, daß einige nur durch Schneiden vermehrt werden konnten, daß einige besonders gewässert werden mußten, und so weiter. Das Ergebnis war, daß der Garten schließlich verwilderte, und die Menschen begannen, ihn für den besten Garten zu halten, den es überhaupt gebe.

Nachdem der Gärtner diesen Leuten viele Gelegenheiten gegeben hatte, zu lernen, entließ er sie und ersetzte seine Arbeiter durch ein neues, frisches Team. Er warnte sie davor, daß sie zu leiden hätten, wenn sie die Gärten nicht in Ordnung hielten und seine Methoden nicht erlernen würden. Diese Arbeiter ihrerseits vergaßen auch. Und weil sie faul waren, kümmerten sie sich nur um jene Früchte und Blumen, die leicht zu pflegen waren; die anderen ließen sie absterben. Von Zeit zu Zeit wurden sie von den früheren Schülern des Meistergärtners besucht, die zu ihnen sagten: »Ihr solltet dieses und jenes tun...« Sie wurden vertrieben und man rief ihnen hinterher: »Ihr seid es, die von der Wahrheit abgekommen sind!«

Aber der Meistergärtner arbeitete weiter. Wo immer es ihm möglich war, baute er Gärten, doch keiner war jemals vollkommen, außer dem einen, den er selbst mit seinen wichtigsten Helfern pflegte. Als es allmählich bekannt wurde, daß es viele Gärten gab und sogar viele Methoden des Gartenbaus, besuchten sich die Menschen aus den Gärten gegenseitig, um ihre Zustimmung abzugeben, um zu kritisieren oder zu streiten. Bücher wurden geschrieben, Gärtnerversammlungen wurden abgehalten, Gärtner wiesen sich gegenseitig Gradstufen zu im Einklang mit dem, was sie für die rechte Ordnung in der Rangfolge hielten.

Wie es so der Menschen Art ist, bleibt die Schwierigkeit der Gärtner, daß sie sich nur allzu leicht vom Oberflächlichen anziehen lassen. Sie sagen: »Ich mag diese Blume«, und wünschen sich, daß alle Welt sie genauso mag. Dabei kann sie trotz ihrer Anziehungskraft und ihres häufigen Vorkommens ein Unkraut sein, das andere Pflanzen erstickt, die Medikamente oder Nahrung liefern könnten, die wiederum die Menschen und der Garten für ihre Nahrung und für ihr Überdauern benötigen.

Unter diesen Gärtnern finden sich jene, die Pflanzen mit nur einer Farbe vorziehen. Diese könnten sie dann als »gut« bezeichnen. Wieder andere wollten nur die Pflanzen hüten, während sie sich weigern, sich um die Pfade und die Tore, oder gar die Zäune zu kümmern.

Als der alte Gärtner schließlich starb, hinterließ er als sein Erbe das vollständige Wissen vom Gartenbau, indem er es unter den Menschen entsprechend ihren Verständnismöglichkeiten verteilte. So blieb schließlich die Wissenschaft wie auch die Kunst des Gartenbaus über viele Gärten wie auch in einigen Aufzeichnungen über sie verstreut.

Menschen, die in dem einen oder anderen Garten aufwuchsen und erzogen wurden, sind im allgemeinen so intensiv über die Verdienste oder die Fehler dessen unterrichtet worden, wie seine Bewohner die Dinge beurteilen, daß sie fast unfähig sind zu erkennen – auch wenn sie sich Mühe geben –, daß sie zu dem Konzept »Garten« zurückkehren müssen. Im allgemeinen akzeptieren sie bestenfalls oder weisen zurück, warten mit einem Urteil oder suchen nach dem, was sie für die gemeinsamen Faktoren halten.

Von Zeit zu Zeit treten echte Gärtner auf den Plan. Doch die Halb-Gärten sind so sehr in der Überzahl, daß die Menschen, wenn sie einmal von einem echten hören, sagen: »Oh ja. Du sprichst von einem Garten, wie wir ihn schon besitzen oder uns vorstellen.« Was sie haben und was sie sich vorstellen ist beides mangelhaft.

Die echten Experten, die mit den Pseudogärtnern nicht vernünftig reden können, tun sich zum größten Teil untereinander zusammen und führen in diesem und jenen Garten Elemente aus dem Gesamtbestand ein, um ihm die Möglichkeit zu lassen, seine Vitalität in gewissem Umfang zu bewahren.

Sie sind dabei oft gezwungen, sich zu tarnen, weil die Menschen, die von ihnen lernen wollen, selten über die Tatsache Bescheid wissen, daß Gartenbau als Kunst und Wissenschaft allem zugrunde liegt, was sie bisher gehört haben. Daher stellen sie Fragen wie: »Wie schaffe ich es, daß diese Zwiebeln schönere Blütenblätter geben?«

Die wahren Gärtner arbeiten von Zeit zu Zeit mit ihnen zusammen, weil manchmal echte Gärten zum Leben erweckt werden können, zum Vorteil der ganzen Menschheit. Sie überdauern keine lange Zeit, aber nur mit ihrer Hilfe kann dieses Wissen voll und ganz übermittelt werden, und die Menschen können erkennen, was ein Garten wirklich ist.

Meditationsthemen

Ein frisch gepflanzter Baum kann ganz leicht aus der Erde gezogen werden. Gib ihm Zeit, und er wird sich selbst mit einem Kran nicht mehr von der Stelle rühren.

*

Ein Sprichwort sagt: »Wenn das Glück anklopft, dann öffne die Tür.« Die Frage ist jedoch, warum es von vorneherein vor einer geschlossenen Tür stehen soll?

*

Die Faulheit der Jugend ist die Generalprobe für die Unfähigkeit des Alters.

Anhang

Empfehlenswerte Literatur

Anatomie und Körperfunktionen:

Robert Schmidt, *Medizinische Biologie des Menschen*, Piper Verlag, München 1983

Gerhard Thews, Ernst Mutschler, Peter Vaupel, *Anatomie, Physiologie, Pathophysiologie des Menschen*, Wissenschaftliche Verlagsgesellschaft mbH, Stuttgart 1982

Wissenschaftliche Psychosomatik:

Arthur Jores, *Praktische Psychosomatik*, Huber Verlag, Stuttgart 1981

Hubert Scharl, *Psychosomatische Medizin*, Pflaum Verlag, München 1985

Streßbekämpfung:

Hannes Lindemann, *Autogenes Training*, Mosaik Verlag, München 1989

Stuart B. Litvak, *Unstress Yourself*, Ross-Erikson-Publishers, Santa Barbara 1980

Hans Selye, *Streß, Bewältigung und Lebensgewinn*, Piper Verlag, München 1988

Vorbeugung, Haltung, Naturheilkunde:

Wilfred W. Barlow, *Die Alexander-Technik*, Kösel Verlag, München 1983

Hans Braun, *Heilpflanzenlexikon für Ärzte und Apotheker*, Gustav Fischer Verlag, Stuttgart 1987

Josef H. Kaiser, *Das große Kneipp-Hausbuch*, Droemer-Knaur, München 1975

Kinadeter/Möhring/Poppe, *Bausteine für ein positives Mikroklima*, Delphin Verlag, München 1988

Alexander Chaolai Meng, *Traditionelle chinesische Massage*, Haug Verlag, Heidelberg 1981

Tokujiro Namikoshi, *Shiatsu*, Goldmann Taschenbuch Verlag, München 1979

Kasunke Serizawa, *Tsubo*, W & V Biologisch-Medizinischer Verlag, Schorndorf 1979

Jean Valnet, *Aromatherapie*, Wilhelm Heyne Verlag, München 1986

Gesunde Ernährung, Vollwertkost:

Helmut Anemüller, *Das Grunddiät-System – Leitfaden der Ernährungstherapie mit Vollwertnahrung*, Hippokrates Verlag, Stuttgart 1987

Rudolph Ballentine, *Diet and Nutrition*, published by the Himalayan International Institute Honesdale, Pennsylvania/USA 1978

Ibrahim Elmadfa, *Die große Vitamin- und Mineralstofftabelle*, Gräfe und Unzer, München 1984

Winfried Günther, *Das Buch der Vitamine*, Bruno Martin Verlag, Südergellersen 1984

Heinrich Kasper, *Ernährungsmedizin und Diätetik*, Urban & Schwarzenberg, München 1987

Katalyse e. V. (Hrsg.), *Das Ernährungsbuch – Lebensmittel und Gesundheit*, Kiepenheuer und Witsch, Köln 1986

v. Koerber, Leitzmann, Männle (u. a.), *Vollwert-Ernährung*, Haug Verlag, Gießen 1984

UGB (Verband für Unabhängige Gesundheitsberatung), *Vollwert-Ernährung zum Überleben, -legen*, Gießen 1985

Neben der Herausgabe einer Fachzeitschrift für Gesundheitstraining (UGB-Forum) tut sich die UGB mit einer Vielfalt von Aktivitäten – Seminare, Kongresse, Fortbildungskurse und Publikationen – auf dem Gebiet der Gesundheitsvorsorge hervor. Über sie kann auch die ausführliche Vollwertkost-Tabelle, die wir in diesem Buch teil-

weise übernommen haben, bezogen werden: *UGB, Keplerstraße 1, 6300 Gießen, T. 0641/77785*
Rainer Wallbaum, *Vollwert ist mehr wert*, Knaur Verlag, München 1988

Medizin für die Psyche:
Arthur Deikman, *Therapie und Erleuchtung*, Rowohlt Verlag, Hamburg 1986
Ron Fischer, *Die Spione des Herzens*, Knaur Verlag, München 1989
Robert Ornstein, *Psychologie des Bewußtseins*, Fischer Verlag, Köln 1988
ders., *The Healing Brain*, Macmillan Limited, London 1988
Idries Shah, *Die fabelhaften Heldentaten des unvergleichlichen Meisters und Narren Mulla Nasrudin*, Herder Verlag, Freiburg 1985
ders., *Der glücklichste Mensch*, Herder Verlag, Freiburg 1986
Gary Zukav, *Die tanzenden Wu-Li-Meister*, Rowohlt Verlag, Hamburg 1985

Quellenverzeichnis

Franz Alexander, *Psychosomatische Medizin*, de Gruyter Verlag, Berlin 1971
Universität von Berkeley (Hrsg.), *Gesundheitsreport Intern*, St. Gallen/Herrenberg 1985–1988
Christoph Brechtel, *BIO-RELAX für Führungskräfte*, WEKA-Verlag, Kissing 1979
Bräutigam & Christian, *Psychosomatische Medizin*, Thieme Verlag, Stuttgart 1986
Hoffmann-La Roche GmbH (Hrsg.), Wissenschaftlicher Dienst, *Von der Emotion zur Läsion*, Grenzach 1968
Josef H. Kaiser, *Das große Kneipp-Hausbuch*, Droemer-Knaur, München 1975
Ernst Kriehuber, *Diät bei Darmerkrankungen*, Wilhelm Mandrich Verlag, Wien/München/Bern 1984
Jane Madders, *Entspannung bei Streß*, Hippokrates Verlag, Stuttgart 1983
Felix Riemkasten, *Die Alexander-Methode*, Haug Verlag, Heidelberg 1980
Thure von Uexküll, *Lehrbuch psychosomatischer Medizin*, München/Wien 1979
Frederik Vester, *Phänomen Streß*, dtv, München 1978